新版

痛みを残さない――

再発させない――

帯状疱疹・単純ヘルペスがわかる本

最新知識で正しい予防・確かな治療

まりこの皮フ科院長
東京慈恵会医科大学皮膚科客員教授
本田まりこ

法研

はじめに

恋人と初めてキスをして、数日後に口の中がただれてきた。病院に行ったら、「ヘルペスというウイルスが原因だ」と言われた——と言う人に、
「私もかかった。何度も再発するから大変だよ」
と友人が言うと、
「ヘルペス？　病名は帯状疱疹だよね。私もかかったけど、再発はしないはず」
と別の友人が言いました。

2人の友人は、ヘルペスというウイルスが原因の病気について間違ったことを話しているわけではありません。

帯状疱疹や単純ヘルペスという病気を聞いたことはあるでしょうか？

初めの人と1人目の友人がかかったのは単純ヘルペス、2人目の友人がかかったのは帯状疱疹。ともにヘルペスウイルスの一種が原因で発症するもので、症状も似ているために混同してしまいがちなのですが、別々の病気です。

帯状疱疹は、日本人の3人に1人が、一生のうちに患う病気と言われるほど、ありふれた病気です。

一方の単純ヘルペスも、「口唇ヘルペス」や「性器ヘルペス」として、大勢の人が悩まされています。

しかし、ごくありふれた病気であっても、この2つの病気が混同されがちなように、正しい情報が十分に広まっていないのが現状です。

帯状疱疹に正しい対処をしなかったために、いつまでも激しく痛む帯状疱疹後神経痛という後遺症に悩まされるようになったり、単純ヘルペスの再発をくり返してつらい思いをしたりしている人は少なくありません。

しかし、いたずらに恐れる必要はありません。

帯状疱疹や単純ヘルペスは、正しい知識で適切な治療を受ければ、後遺症に悩まされることもなく、再発を予防することも可能です。

この本では、帯状疱疹や単純ヘルペスにかかった人や再発に悩んでいる人のために、ヘルペスウイルスとはどんな性質をもって感染し、帯状疱疹や単純ヘルペスがどのように発症し、どうすれば予防や効果的な治療ができるのか、最新の情報をわかりやすく解説しています。

この本を読むことで、帯状疱疹や単純ヘルペスの悩みから解放され、痛みやかゆみのない快適な生活を送っていただくことを心より願っています。

2014年8月

本田まりこ

新版 帯状疱疹・単純ヘルペスがわかる本　目次

第2章 帯状疱疹とは、どんな病気か 41

第3章 帯状疱疹の治療と予防

第5章 単純ヘルペスとは、どんな病気か
―病気の特徴から治療まで― 101

※本書は、２００４年刊行の『帯状疱疹・単純ヘルペスがわかる本』を新版として内容をリニューアルしたものです。

《図表・写真》

本文イラスト・図解　コミックスパイラる（井上秀一）
装丁／本文デザイン・ＤＴＰ　㈱イオック
編集協力　アーバンサンタクリエイティブ
㈱文字工房燦光

第1章

ヘルペスとは、どんなウイルスか？

体内に潜伏した水ぼうそうウイルスが突如暴れ出す「帯状疱疹」。一度かかると何度も再発をくり返す「単純ヘルペス」。どちらもヘルペスウイルスの仲間が原因で発症する病気です。過労など免疫力が低下した状態で発症しやすくなります。

ヘルペスウイルスで感染する病気

◆ヘルペスとは

「痛いと思っていたら、ブツブツができて広がってきた……」

「指先のささくれが赤く腫れあがって痛む」

「唇に水ぶくれができた」

これらはヘルペスが関係する症状の一例です。

帯状疱疹と単純ヘルペスは、ともにヘルペスウイルスの仲間によって発症する病気です。ウイルスについては、20頁以降で詳しく解説しますが、ともに〝水ぶくれ〟などを起こし、症状が似ていることから混同されやすい病気です。しかし、基本的に帯状疱疹と単純ヘルペスは別の病気であり、原因となるヘルペスウイルスの種類も異なります。

◆水ぼうそうが再び暴れ出す

〝痛みとともに小さな水ぶくれが帯のように広がっていく〟のが、「帯状疱疹」の典型的な症状です。軽度の場合、水ぶくれが数個しかできなかったり、症状が痛みだけのこともあります。

帯状疱疹の原因となるヘルペスウイルス

● 帯状疱疹と単純ヘルペスの違い

帯状疱疹		単純ヘルペス
水痘・帯状疱疹ウイルス（ＶＺＶ）	ウイルスの種類	単純ヘルペスウイルス１型（ＨＳＶ−１） 単純ヘルペスウイルス２型（ＨＳＶ−２）
胸や背中、顔面、頭部など感覚神経のある場所に発症する。 痛み・水疱など	症状	唇や顔面、性器などに発症する。症状は軽いことが多い
帯状疱疹はうつりにくい（水ぼうそうにかかっていない人はうつる）	感染力	感染力が強い
帯状疱疹後神経痛になることがある	後遺症	後遺症はほとんどない
帯状疱疹自体はほとんど再発しない	再発度	一度かかると何度も再発することが多い

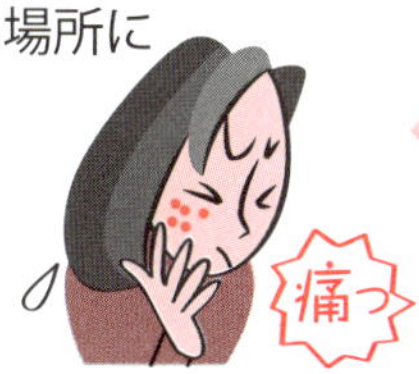

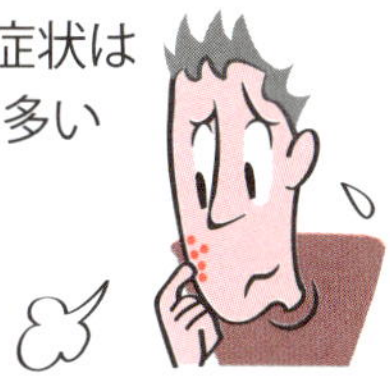

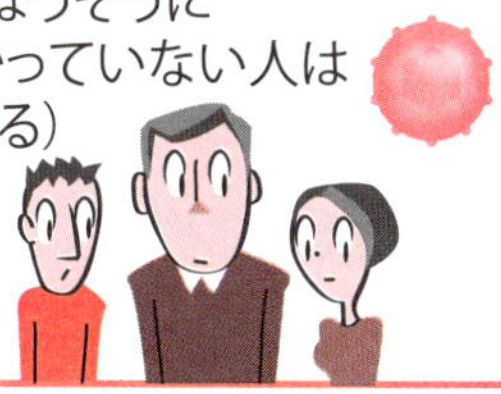

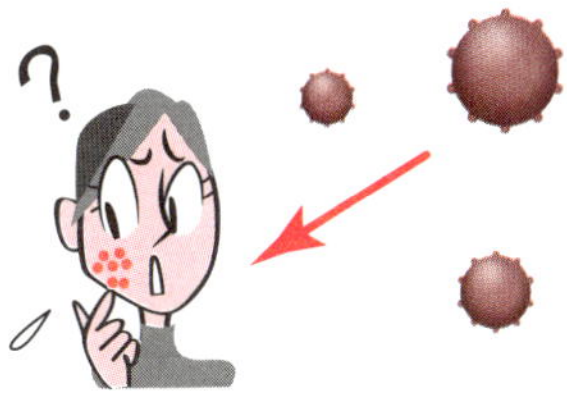

は、「水痘《すいとう》・帯状疱疹ウイルス（varicella-zoster virus: ＶＺＶ）」です。これは名前からわかるように〝水ぼうそう〟のウイルスでもあります。

水ぼうそう（44頁）が治ったあとも、ウイルスは死滅せず、感覚神経の神経節の中に何十年も潜み続けます。神経節の中で活動を休止していたウイルスが、大人になって、ストレスや疲労の蓄積などがきっかけで、再び暴れ出すことで発症します。

帯状疱疹は〝激しい痛み〟、〝多数の水ぶくれ〟といった症状がはっきりと生じるため、「もしかしたら今、帯状疱疹ではないか……」と自覚する人が多いようです。帯状疱疹は発症中の症状もさることながら、「帯状疱疹後神経痛」（ＰＨＮ）という症状が残ってしまうことがあることも注意を要する点です。帯状疱疹後神経痛については、第4章で解説します。

◆症状は軽いが、軽視できない

帯状疱疹に対し、比較的症状が軽く、おできやかぶれなどとカン違いされたり、そのまま見過ごされてしまうことすらあるのが「単純ヘルペス」です。

単純ヘルペスは、「単純ヘルペスウイルス１型（herpes simplex virus: ＨＳＶ－１）」「単純ヘルペスウイルス2型（herpes simplex virus: ＨＳＶ－２）」という2つのタイプのウイルスが原因となります。

単純ヘルペスでは、「性器ヘルペス」（１１４頁）がよく知られていますが、これは単純ヘルペスウイルスが性器やその周辺、お尻などに感染して、発症した場合の病名です。

実は、単純ヘルペスウイルスは全身のどんな部位にでも感染し、発症する部位により「口唇ヘルペス」（127頁）「角膜ヘルペス」（128頁）などと呼ばれています。

単純ヘルペスは、病名に〝単純〟という言葉が入っているためか、「簡単な病気」と誤解している人も少なくありません。しかし、決して軽く考えてよい病気ではありません。

例えば、妊婦さんが感染した場合は、胎児が脳炎[*1]や髄膜炎[*2]を起こす危険性があり、また出産時の母子感染を防ぐために帝王切開などの処置が必要となる場合もあるのです（116頁）。

そして、単純ヘルペスの一番やっかいなところは、感染しやすく、感染させやすいという点にあります。

単純ヘルペスウイルスは感染力が強いため、未感染の人が症状が出ている人の水ぶくれや唾液に直接触れることはもちろん、汚染された食器や便座などに触れることでも感染してしまう場合が少なくありません。そして、一度単純ヘルペスにかかった人は再発をくり返すため、ほかの人を感染させる機会も多くなってしまうのです。

＊1　**脳炎**——脳に起こる炎症。単純ヘルペスウイルスが原因で発症する脳炎を「単純ヘルペス脳炎」という。

＊2　**髄膜炎**——脳を覆っている〝軟膜〟と〝くも膜〟の間にたまっている脳脊髄液にウイルスや細菌が入り込んで起こる炎症。

一度感染すると一生のつき合いに

◆ウイルスは細胞内で増殖する

帯状疱疹や単純ヘルペスの原因となる〝ヘルペスウイルス〟とは、どんな性質を持っているのでしょうか。

ウイルスとは、遺伝子を膜が包んでいるだけという、とても単純な構造をした病原体です。同じく病原体である細菌に比べ非常に小さく、単体では生きていくことができません。ウイルスは人間に限らず、生物の細胞の中に潜り込み、増殖して生きていきます。そして、侵入された細胞は、ウイルスの増殖とともに破壊されてしまいます。すると、ウイルスはまわりの細胞に移って、また増殖をします。

ウイルスの増殖と細胞の破壊がくり返されることで、感染した部位の器官がうまく働くことができなくなります。これが、ウイルスで病気が発症するしくみです。

ウイルスのやっかいなところは、細菌のように抗生物質が効かないことです。細胞の中に入り込む性質のために、有効な薬が少ないのです。

ヘルペスウイルスがかかわる病気の治療には

〝抗ウイルス薬〟という、ウイルスの増殖を抑える薬が使われます。しかし、これもウイルスを殺すものではありません。

◆免疫で病原体から体を守る

ウイルスは、例えば新型のインフルエンザウイルスがはやると、重篤な患者が増えるように、人の体に初めて感染したときに一番悪さをします。これは、初めて感染したウイルスの場合、体に増殖を抑える〝免疫〟ができていないためです。ちなみに、免疫とは侵入してきた病原体から体を防御するしくみのことです。

　何らかの病原体が初めて体に侵入してきたとき、免疫機能はさまざまな方法でこれを撃退しようとします。そして、病原体に対して有効な撃退法を学び、再び同じ病原体が体内に侵入

◆ウイルス（右）と細菌（左）の構造

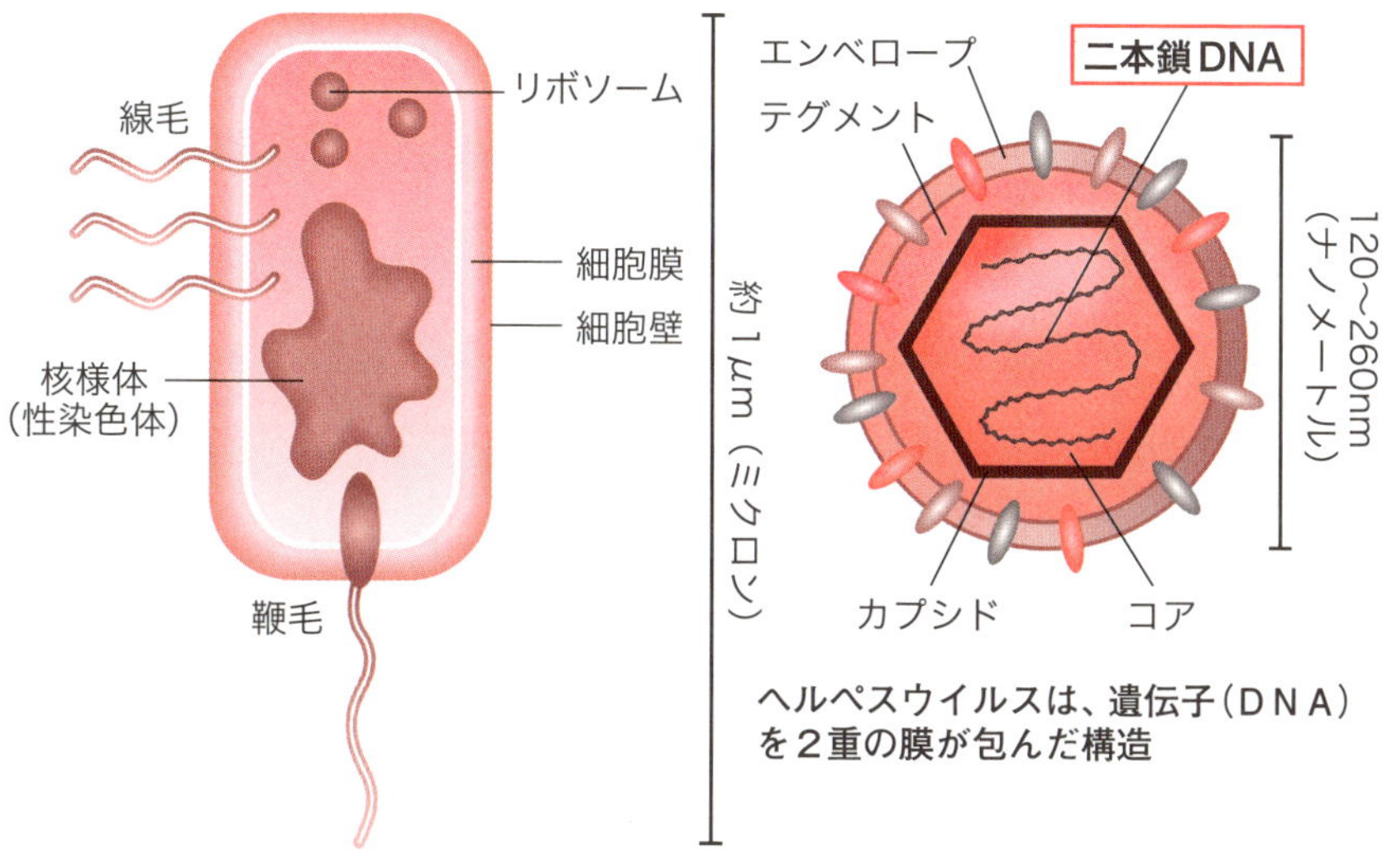

※ 1μm ＝ 1/1000㎜、1nm ＝ 0.001μm
細菌は、ウイルスより大きく、細胞壁を持つ単細胞微生物。ウイルスは、細胞を持たない単純な構造体。

したときには、より効果的に対処します。これが免疫のシステムです。

インフルエンザなどの予防接種では、人為的に弱くした特定の病原体を体内に入れることで、病原体の攻撃方法を学習させ、免疫を作るものです。病原体に対する抵抗力を向上させる考えに基づき作られた薬剤（ワクチン）なのです。

◆ヘルペスウイルスは死滅しない

ヘルペスウイルスの場合も、インフルエンザと同様に、初感染のときには体に免疫がありません。ウイルスの種類が「水痘・帯状疱疹ウイルス」ならば水ぼうそうに、「単純ヘルペスウイルス」ならば、発熱や強い発疹などの症状が現れます。その後、ひとたび免疫ができると、

● 免疫機能のしくみ

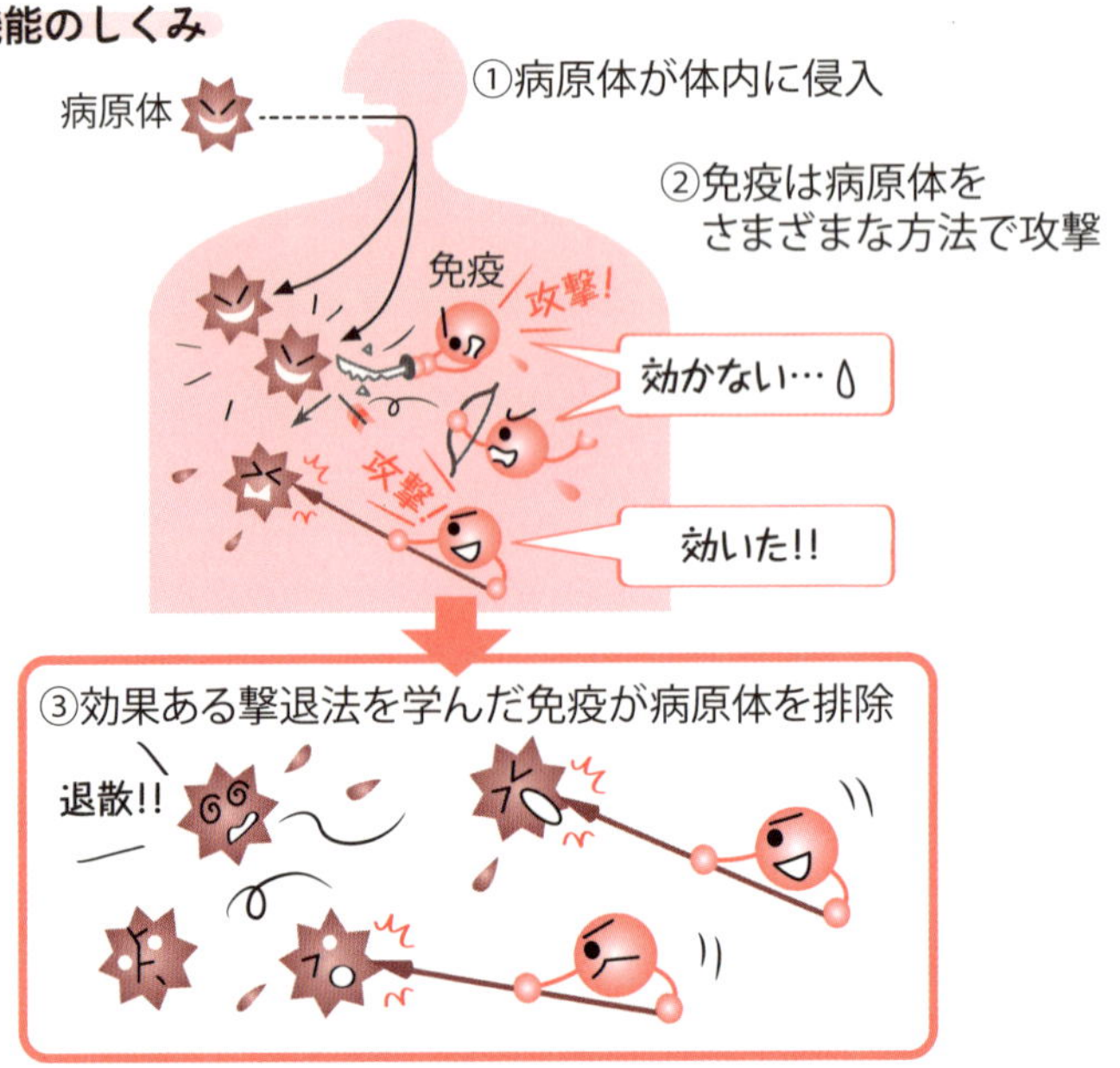

①病原体が体内に侵入
病原体
②免疫は病原体をさまざまな方法で攻撃
免疫
攻撃！
効かない…
攻撃！
効いた!!
③効果ある撃退法を学んだ免疫が病原体を排除
退散!!

ヘルペスウイルスの増殖は抑えられ、症状が現れなくなります。

しかし、ヘルペスウイルスは、一度感染すると〝死滅することがない〟という特徴を持っています。症状が治ったあとも、神経節の神経細胞の核の中に遺伝子の形で潜んでいるのです。

神経細胞の核に潜むヘルペスウイルスは、いわば冬眠状態で、増殖したり、悪さをすることはありません。しかし、復活のときを虎視眈々と狙っていることには変わりなく、何かのきっかけで体の免疫力が低下すると、再び活動を開始します。そして、増殖をくり返し、皮膚の表面に症状として現れるのです。

これが、帯状疱疹や単純ヘルペスの再発です。帯状疱疹の再発は基本的に一生で一度ですが、単純ヘルペスは何度もくり返すことが少なくありません。また、ウイルス1型かウイルス2型かによって、頻度や症状の経過に違いが出るのも、単純ヘルペスの特徴です（29頁参照）。

帯状疱疹も単純ヘルペスも、一度感染すると原因となるウイルスを殺菌できないため、どのようにつき合っていくかが大切な病気だということを頭に入れておいてください。

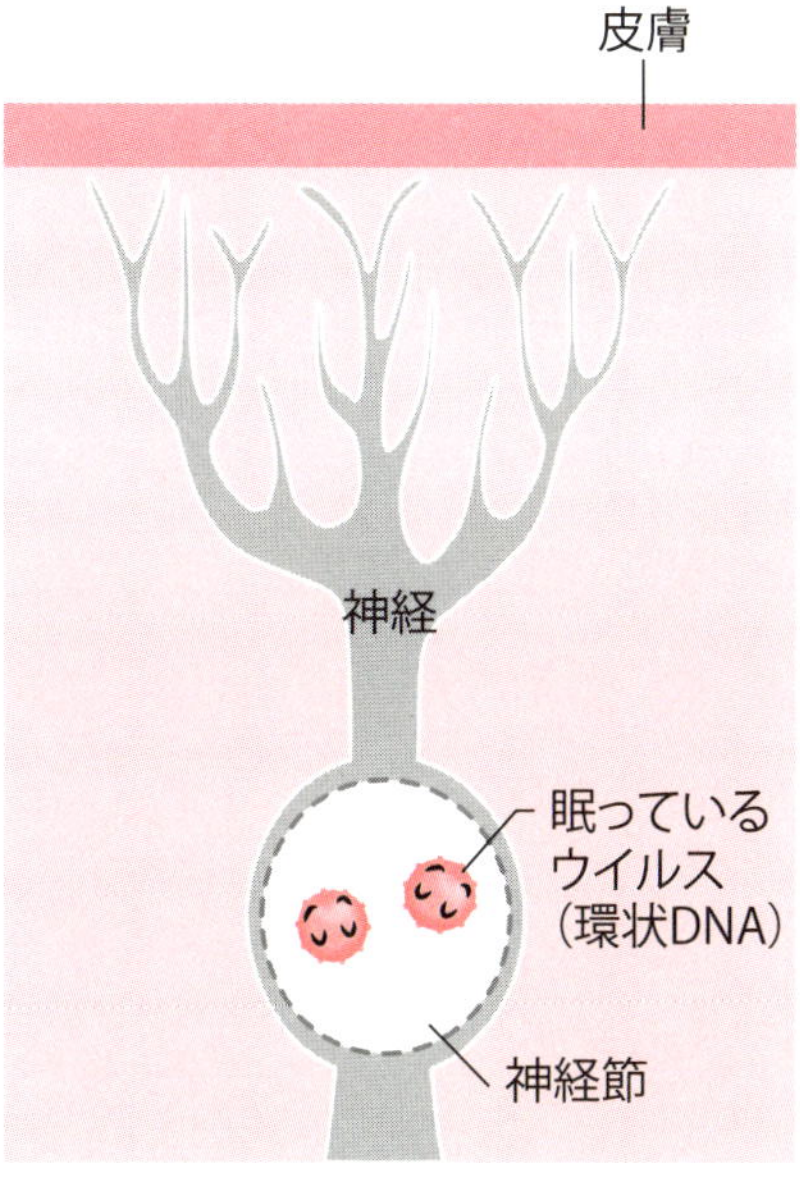

ヘルペスウイルスの種類と特徴

◆8種類のヘルペスウイルス

前項では、ヘルペスウイルス全体の特性を中心に解説しましたが、ここからはウイルス個々の特徴について説明します。

ヘルペスウイルスとは、共通の構造や性質を持った〝ウイルス群〟を指した言葉です。地球上には約160種のヘルペスウイルスが存在するといわれ、そのうちヒトに感染するものは8種類――。〝ヒトヘルペスウイルス1～8（HHV－1～HHV－8）〟に分類されています。

HHV－1は「単純ヘルペスウイルス1型（HSV－1）」、HHV－2は「単純ヘルペスウイルス2型（HSV－2）」、HHV－3は「水痘・帯状疱疹ウイルス（VZV）」という、従来の呼び方も使われます。

	おもな潜伏場所
	三叉神経節内の神経細胞
	腰仙骨神経節内の神経細胞
	神経節内のグリア細胞*3
	メモリB リンパ球*6
	顆粒球*8 マクロファージ前駆細胞
	唾液線 マクロファージ グリア細胞
	CD4陽性Tリンパ球
	Bリンパ球

ヘルペスウイルスの種類と特徴

ウイルス		初感染で発症するおもな病気	再発した場合の病気	関連疾患
HHV-1	単純ヘルペスウイルス1型（HSV-1）	歯肉口内炎、咽頭炎、性器ヘルペス、小児の脳炎・髄膜炎など	口唇ヘルペス、角膜ヘルペス、成人の脳炎など	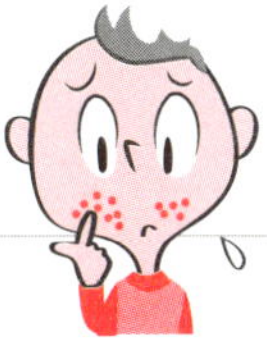
HHV-2	単純ヘルペスウイルス2型（HSV-2）	性器ヘルペス、小児の髄膜炎など	性器ヘルペスなど	
HHV-3	水痘・帯状疱疹ウイルス（VZV）	水ぼうそう	帯状疱疹	帯状疱疹後神経痛
HHV-4	エプスタインバールウイルス（EB）	伝染性単核球症[*4]、肝炎	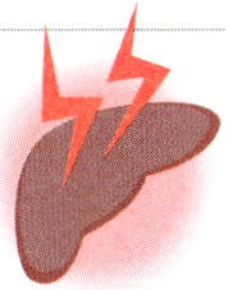	バーキットリンパ腫[*5]、上咽頭がん、胃がん、悪性リンパ腫
HHV-5	サイトメガロウイルス	サイトメガロウイルス単核症[*7]、巨細胞封入体症、肝炎	肺炎、網膜炎	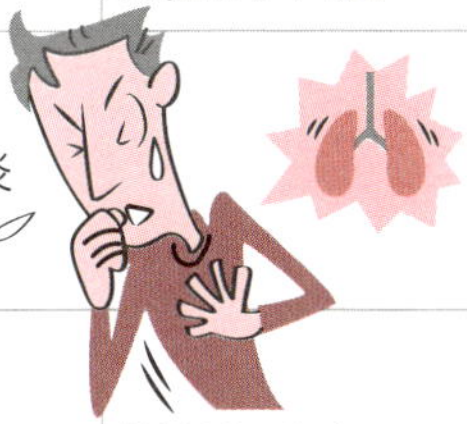
HHV-6	ヒトヘルペスウイルス6	突発性発疹[*9]、脳炎	重症薬疹	熱性けいれん
HHV-7	ヒトヘルペスウイルス7	突発性発疹	重症薬疹	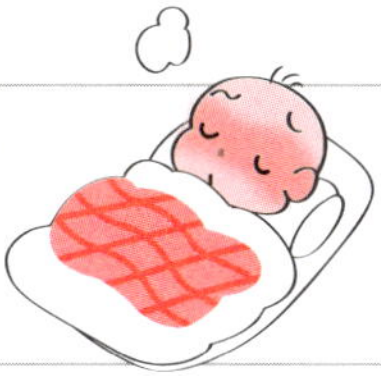
HHV-8	ヒトヘルペスウイルス8	不明		カポジ肉腫、悪性リンパ腫、多巣性キャッスルマン病

ヒトヘルペスウイルスは、それぞれ感染する部位や症状に違いがありますが、次の５つのような共通点を持っています。

❶初感染のあと、感覚神経の神経節などの特定部位に一生潜伏する
❷再活性化することがある
❸人から人へ感染する
❹親から子へ感染することがある
❺免疫不全者などでは、[*10]日和見《ひよりみ》感染を起こして重症化することがある

また、帯状疱疹と単純ヘルペスは、ＨＨＶ－１～ＨＨＶ－３ウイルスによって起きる病気ですが、ほかのＨＨＶもさまざまな病気の原因となります。

ＨＨＶ－４（エプスタイン・バールウイルス）、ＨＨＶ－５（サイトメガロウイルス）は、健康な人が感染しても症状は何も現れず、大人になるまでにほとんどの人が免疫を獲得します。ただ、免疫不全者や胎児が感染した場合に、深刻な病気になることがあります。

ＨＨＶ－６（ヒトヘルペスウイルス６）、ＨＨＶ－７（ヒトヘルペスウイルス７）は、生後３、４カ月を過ぎた乳幼児がかかる〝突発性発疹〟の原因とされています。大人になるまでに、ほぼ１００％の人が免疫を持ちます。

ＨＨＶ－８（「カポジ肉腫」（１２０頁参照）関連ヘルペスウイルス）は、カポジ肉腫との関連が指摘されているウイルスです。

ＨＨＶ－４なども水ぼうそうと同様に、子どものころに初感染した場合は大きな問題になる

ことはないのですが、免疫を持たないまま大人になり初感染して発症すると、症状が重くなります。最近では、幼少期に感染しない人が増えており、問題が指摘されています。

＊3　**グリア細胞**――脳や脊髄などの中枢神経系にいる細胞で、神経細胞（ニューロン）の働きをサポートしている。

＊4　**伝染性単核球症**――ヘルペスウイルスの仲間のEBウイルスへの感染によって引き起こされる感染症。疲労、発熱、咽頭炎、およびリンパ節腫脹が特徴で、キスによる感染がおもな経路で、別名キス病とも呼ばれている。

＊5　**バーキットリンパ腫**――最も増殖速度の速い悪性リンパ腫。リンパ球の中のB細胞から発生する。

＊6　**メモリBリンパ球**――獲得した免疫記憶をつかさどっている主要な免疫細胞。

＊7　**サイトメガロウイルス単核症**――サイトメガロウイルスが原因で発症する感染症。症状は伝染性単核球症に似ているが、重度の肝炎や咽頭炎など重症化するケースが多い。

＊8　**顆粒球**――顆粒球は白血球の一分類。体内に進入した病原菌などの異物を殺す役割がある。

＊9　**突発性発疹**――生後3、4カ月程度～2歳程度の間までに多くかかるウイルス性発疹症。おもな原因は、ヘルペスウイルス6型（HHV－6）によるものと考えられている。

＊10　**日和見感染**――健康な人には感染症を起こさない微生物が原因菌となり発症する感染症。病気などで免疫力が低下した人に起こる。

「水痘・帯状疱疹ウイルス」と「単純ヘルペスウイルス」の違いとは？

水痘・帯状疱疹ウイルスと単純ヘルペスウイルスは、とても性質の似たウイルスですが、次のような違いがあります。

◆初感染と再発したときの症状の違い

水痘・帯状疱疹ウイルスと単純ヘルペスウイルスは、ともに幼児期に感染することが多いのですが、前述したように水痘・帯状疱疹ウイルスでは、初感染の場合は〝水ぼうそう〟という病気として現れます（18頁）。そして、再発するときには、帯状疱疹というまったく違う病気として発症するのです。

一方、単純ヘルペスウイルスでは初感染、再発にかかわらず、単純ヘルペスとして発症します。

単純ヘルペスウイルスは、初感染のときが症状が最も重く、水ぶくれだけでなく痛みが出たり、発熱やリンパ節の腫れなどをともなうこともあります。これは、初感染では体がまだ単純ヘルペスウイルスに対する免疫を獲得していないためで、再発のときには免疫が働くので症状は軽くなります。

◆ウイルスが潜む領域と発症する場所

　水痘・帯状疱疹ウイルスは、感覚神経の神経節に潜む性質を持っています。なかでも胸髄神経節と三叉神経に潜むことが比較的多く、そのため、帯状疱疹は、胸や背中などの胸髄神経節の領域と顔面などの三叉神経の領域に多く発症します。

　一方、単純ヘルペスウイルスは、やはり感覚神経の神経節に潜むのですが、１型（ＨＳＶ－１）は上半身の神経節、２型（ＨＳＶ－２）は下半身の神経節に比較的多く潜みます。このため１型が再発すると口唇や顔面に、２型が再発したときは性器や下肢などに症状が出ることが多くなります。

ウイルスが潜む体の領域

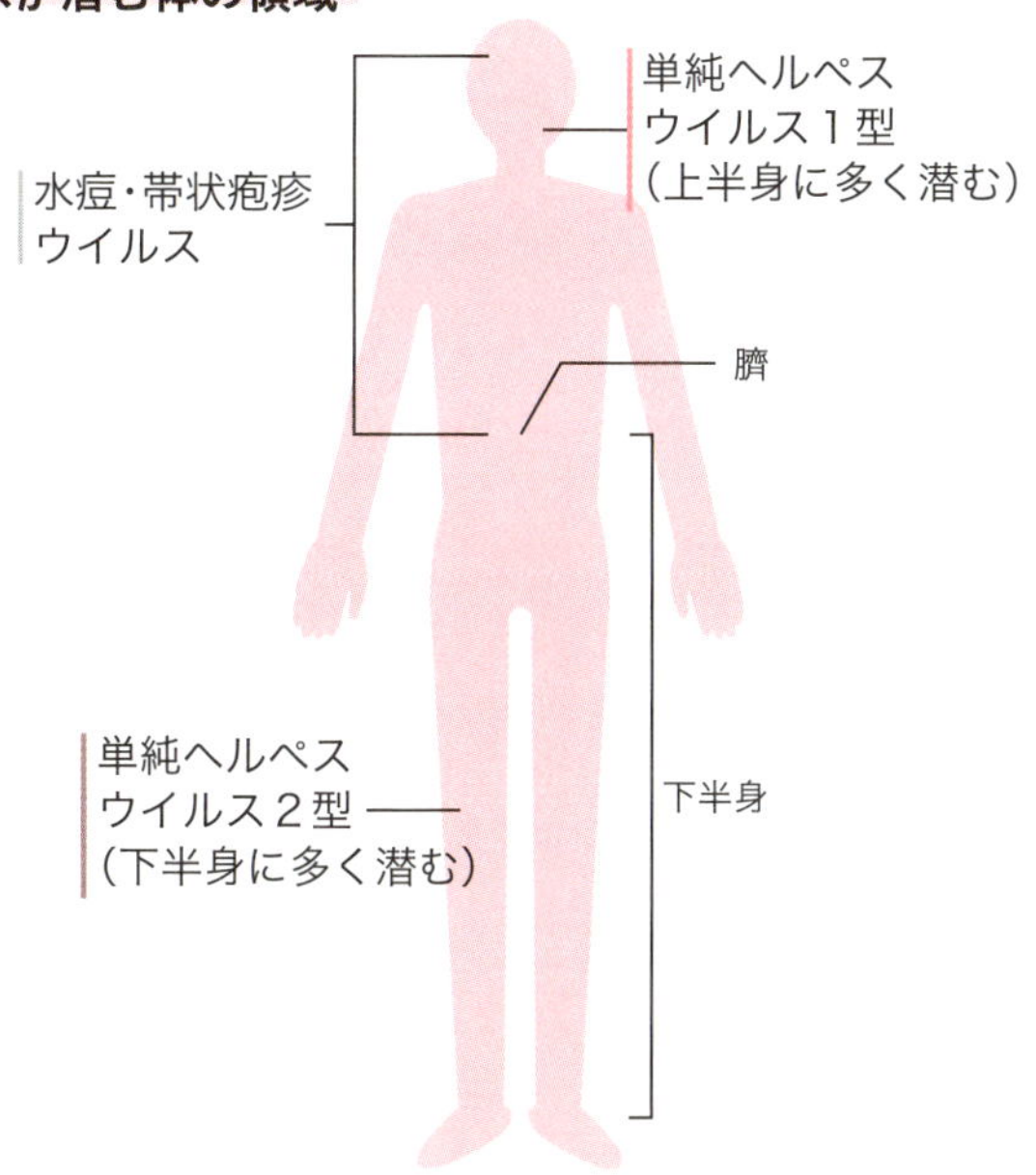

◆再活性のメカニズムと痛み

水痘・帯状疱疹ウイルスと単純ヘルペスウイルスの一番の違いは、再活性するときのメカニズムの違いにあります。

水痘・帯状疱疹ウイルスも単純ヘルペスウイルスも、感覚神経の神経節の神経細胞の核の中に潜伏し、免疫機能がうまく機能しなくなったときに、再び増殖し始めます。

このとき、水痘・帯状疱疹ウイルスは、神経細胞のまわりにある細胞――〝シュワン細胞〟を通って、細胞から細胞へと感染しながら皮膚に向かいます。そのため、皮膚の表面に到達するまでに、神経や神経周辺の細胞にダメージを与え、強い痛みを引き起こします。

ウイルスが再び増殖を始めてから、皮膚の表面に症状が現れるまでに1~2週間かかります。

一方、単純ヘルペスウイルスでは、神経細胞の中で増殖して、神経線維である軸策という〝通路〟を通って神経の末端まで移動し、皮膚の表面まで到達します。このため、途中の細胞がダメージを受けることがなく、強い痛みも発生しません。

単純ヘルペスの症状が帯状疱疹に比べて軽いのは、こういった理由なのです。

◆再発の回数

症状の強さの違いは、再発を起こす回数にも違いが見られます。

帯状疱疹では症状が強く出るために、体を守ろうと免疫機能が強く働き、再発することは稀《まれ》です。このため、帯状疱疹にかかるのは、多くは一生に一度です。ただし、近年高齢者で再発する人が増えており問題となっています（帯状疱疹罹患者の約6％。36頁も参照）。

しかし、単純ヘルペスウイルスではウイルスが神経細胞の内部を移動するため、ダメージが少なくてすむのですが、かわりに免疫機能が十分働きません。このため、再発をくり返すことになるのです。

Column

這《は》うウイルス？

ヘルペスウイルスのHerpesは、ギリシャ語の「Herpetos（這う）」という言葉からきています。水ぶくれが皮膚の上を這うように広がる症状から、この病名がついたとされ、かつてはタムシや丹毒など拡大する皮膚疾患すべてを指す病名でした。19世紀になると、水ぶくれが集まった急性の皮膚疾患全般を意味するようになり、現在では、帯状疱疹と単純ヘルペスを指しています。

水ぶくれが“這う”のは、ウイルスが神経に沿って移動して、患部が広がるためです。

帯状疱疹と単純ヘルペスの特徴と外見の違い

◆それぞれに特徴を持つヘルペスの症状

帯状疱疹と単純ヘルペスは、患部の外見から区別することはできるのでしょうか。

まず、帯状疱疹は、体の左右どちらかに水ぶくれが集まり、帯のように並んで発症するのが特徴です。体の中心にある中枢神経からは、左右別々に末梢神経が広がっており、ウイルスは末梢神経に沿って移動するからです。体の右側で帯状疱疹を発症すれば、ウイルスは右側の末梢神経を移動していくので、右側の皮膚表面に帯状の症状が現れるというわけです。

痛みをともない、「キリキリする」「耐えられないほど痛い」という患者さんも少なくありません。ただ、症状の出方はその人の免疫の状態、年齢、そして背後にある疾患によって大きく異なります。

比較的健康な人では、水ぶくれもわずかで、痛みも軽くすむことが多く、若い人では掻痒だけのこともありますが、体力の低下している高齢者、エイズなどの免疫不全疾患の人などの場合は、免疫力が低下しているため、症状が強く出ることが多くなります。

単純ヘルペスの症状は、水ぶくれが数個集まってできるものから、全身に発疹が広がるものまで、さまざまです。痛みは軽く、痛痒《いたがゆ》い程度ですが、陰部の場合、痛みは強くなります。

初感染のときには症状が強く出ることが多いのですが、単純ヘルペスウイルス1型のほうが、単純ヘルペスウイルス2型に比べ症状が重い場合が少なくありません。しかし、単純ヘルペスウイルス2型のほうが再発しやすいとされています。単純ヘルペスでも、広範囲に症状が現れた場合、帯状疱疹との区別が難しくなります。

また、性器ヘルペスは、梅毒やベーチェット病の陰部の症状と間違えやすく、勝手な自己診断は危険です。たとえ、性交渉後何日かで性器に水ぶくれができるなど、心当たりがあるとしても自分で決めてかからず、必ず専門医の診断を受けるようにしましょう。

●帯状疱疹の症状の多くは、体の左右どちらか片方の神経に沿って帯状に現れる

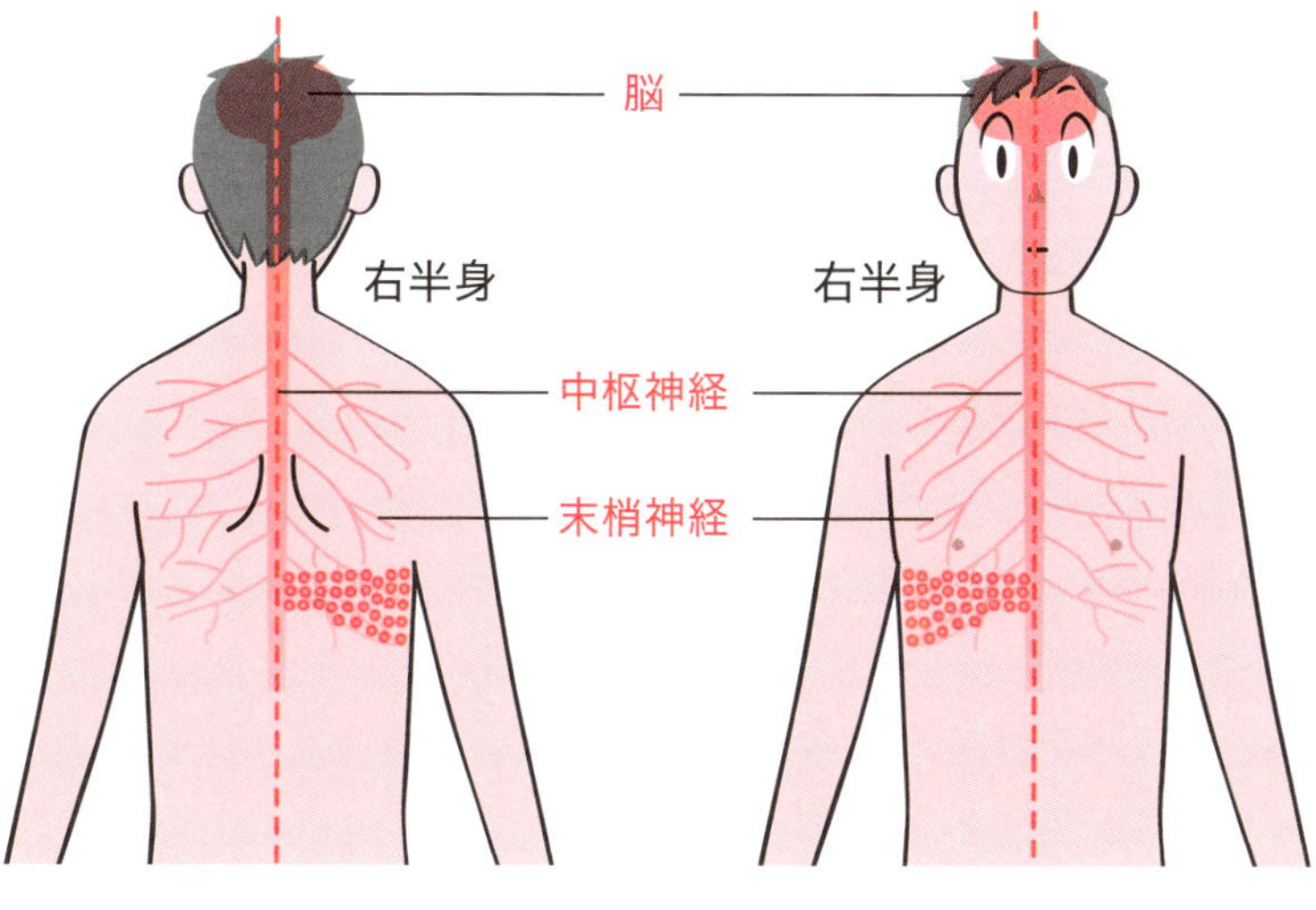

疑わしいときは必ず専門医の診断を受けて

◆感染を広げたり、ほかの病気が潜んでいることも

何度も触れたとおり、帯状疱疹と単純ヘルペスは、似た部分の多い病気ですが、実際は違う種類であり、治療方法も異なります。病気のすみやかな快復のためにも、後遺症を残さないためにも、早期治療が大切です。また、ほかの病気の皮膚症状を、帯状疱疹や単純ヘルペスと混同している場合もあります。とにかく疑わしいときには、早めに受診し、きちんと医師の診断を受けましょう。

さらにもうひとつ、医師の診断を受ける必要がある理由は、この2つの病気の背後に重い病気が隠されている可能性があることです。

ヘルペスウイルスが一度感染したあとも神経節に潜伏し、免疫力の低下にともなって再び活動を開始することには触れましたが、この場合、なぜ免疫力が低下したかということが問題です。

免疫力は、風邪や過労などで落ちることもあります。しかし、内臓のがんや、エイズなどの〝免疫不全症候群〟が原因で低下する場合もあ

るのです。

単純ヘルペスの場合は、病気を軽く考えたり、性器ヘルペスなどが性感染症であることも影響し、受診をためらう人も少なくありません。

単純ヘルペスは感染力が強く、特に皮膚に湿疹があったり、乾燥肌の人は皮膚のバリアが弱い状態なので、感染の可能性が高くなります。

さらに、エイズの人が単純ヘルペスにかかった場合は、単純ヘルペス発症部位にエイズウイルス（ＨＩＶ）も含まれていて、性交渉のときはもちろん、単純ヘルペス感染経路によって、エイズ感染のリスクも生じるのです。

帯状疱疹と間違えやすいもの

- 茶毒蛾（ドクガ科のガ）のかぶれ
- 丹毒[*11]（化膿性炎症）などの細菌感染症
- 低温やけど　など

単純ヘルペスと間違えやすいもの

- かぶれ
- 毛包炎[*12]、とびひなどの細菌感染　など

性器ヘルペスと間違えやすいもの

- 梅毒の皮膚症状
- ベーチェット病[*13]の皮膚症状　など

＊11　**丹毒**——連鎖球菌という病原性の強い細菌によって起こる皮膚感染症。

＊12　**毛包炎**——丘疹《きゅうしん》や膿疱の部分はやや硬く、根を持った「おでき」の軽い、ないしは小さいもの。軽い痛みがあり、表皮ブドウ球菌や黄色ブドウ球菌が原因。

＊13　**ベーチェット病**——原因不明の免疫性疾患といわれ、口腔粘膜潰瘍、外陰部潰瘍、皮膚症状、眼症状の４つの症状を主症状とする慢性再発性の全身性炎症性疾患。

高齢者、若年層でますます問題になるヘルペス

◆要注意！　高齢者の帯状疱疹、若年層の単純ヘルペス

現在、日本では帯状疱疹、単純ヘルペスの罹患率が上昇傾向にあります。それには、高齢化と性交渉の若年化という2つの社会状況の変化が影響しています。

帯状疱疹、単純ヘルペスは、免疫力が低下したときに発症する病気ですが、免疫力は加齢によっても減退します。実際に、人が一生のうちに帯状疱疹にかかる割合は30％程度なのですが、20～30代では20％程度。そして、年齢とともに次第に増えていき、85歳では50％にも達します。

若い年代では、帯状疱疹を発症したとしても軽症ですむことが多いのですが、高齢者では重症化しやすく、治りにくくもなります。また、帯状疱疹の後遺症である〝帯状疱疹後神経痛〟にも陥りやすいという問題もあります。

さらに、高齢者で、通常一生に一度しかかからないはずの帯状疱疹に、2回以上かかる人が増加しているのです。

そして、性交渉の若年化は、単純ヘルペスにかかる人を増加させる大きな要因のひとつとなっています。

１９７４年から日本性教育協会が行っている「青少年の性行動全国調査」によると、１９７４年の性交経験率は男子大学生で23%、女子大学生で11%だったのが、20年後の１９９３年には男子大学生で57%、女子大学生で43%と大幅に増加しました。その後は、増加に歯止めがかかり、２０１１年の調査では男子学生で54%、女子大学生で47%となっています。

ところが、性感染症についての意識は、あいかわらず低いままです。その結果、日本ではエイズ、[*14]尖圭コンジローム、[*15]性器クラミジア感染症、そして性器ヘルペス感染症などの性感染症にかかる若い女性が増加しているのです（39頁）。

アメリカなどでは、性感染症の増加を防ぐための啓発活動や、コンドームの使用、抗ウイルス薬の内服が推奨されていますが、日本はそういった面でも対応が不十分なのです。このため、日本の若い人たちは性感染症の知識や危機意識がないままに性交渉を行って単純ヘルペスに感染し、また自らが感染源となって他人にうつしてしまう場合が少なくないのです。

特に性器ヘルペスは、患部が患部なだけに「ほかの人に知られたくない」という心理が働いて、受診を避ける傾向があります。そのため受診までに重症化してしまったり、「自分が性病だ」という自覚がないまま性交渉を通じて他人に感染させてしまったりしています。

◆現代では、ヘルペスは深刻な病気

ヘルペスは、昔から存在していた病気でした。かつては子どものうちに水ぼうそうにかかるのが当たり前でしたし、単純ヘルペスにも多くの人が子どものうちに感染して、気づかないうちに免疫を獲得していたのです。

ところが、清潔志向が高まり、街全体のクリーン化が進むにつれ、きちんと免疫を獲得する子どもの割合が減ってきているのです。

単純ヘルペスウイルスでは、現在30代で50％弱しか免疫を持っていません。

水ぼうそうも単純ヘルペスも、子どものころにかかると軽症ですみますが、大人になってかかると重症化する危険がある病気です。

これは、幼児の体というのは細胞性免疫力が強く、リンパ節も大きいため、ウイルスへの感染に強く、症状を抑えるようにできているからです。ところが、大人になるとこの備えが弱くなっているために、症状が重くなるのです。

また、若年層での単純ヘルペスの感染も増えているのですが、妊婦さんが単純ヘルペスを発症して、出産時に胎児が産道で感染した場合、脳障害や最悪のケースでは死に至る危険性もあります。

現代病ともいわれるアトピー性皮膚炎やエイズ、がんなどの疾患を持つ人は、帯状疱疹や単純ヘルペスにかかると、症状が重症化しやすいことがわかっており、治りづらいだけでなく、命を脅かす危険すらあるのです。

帯状疱疹も単純ヘルペスも、早期に発見して、適切な治療、そして再発防止をはかること

●1999年以降の性感染症報告数の年次推移

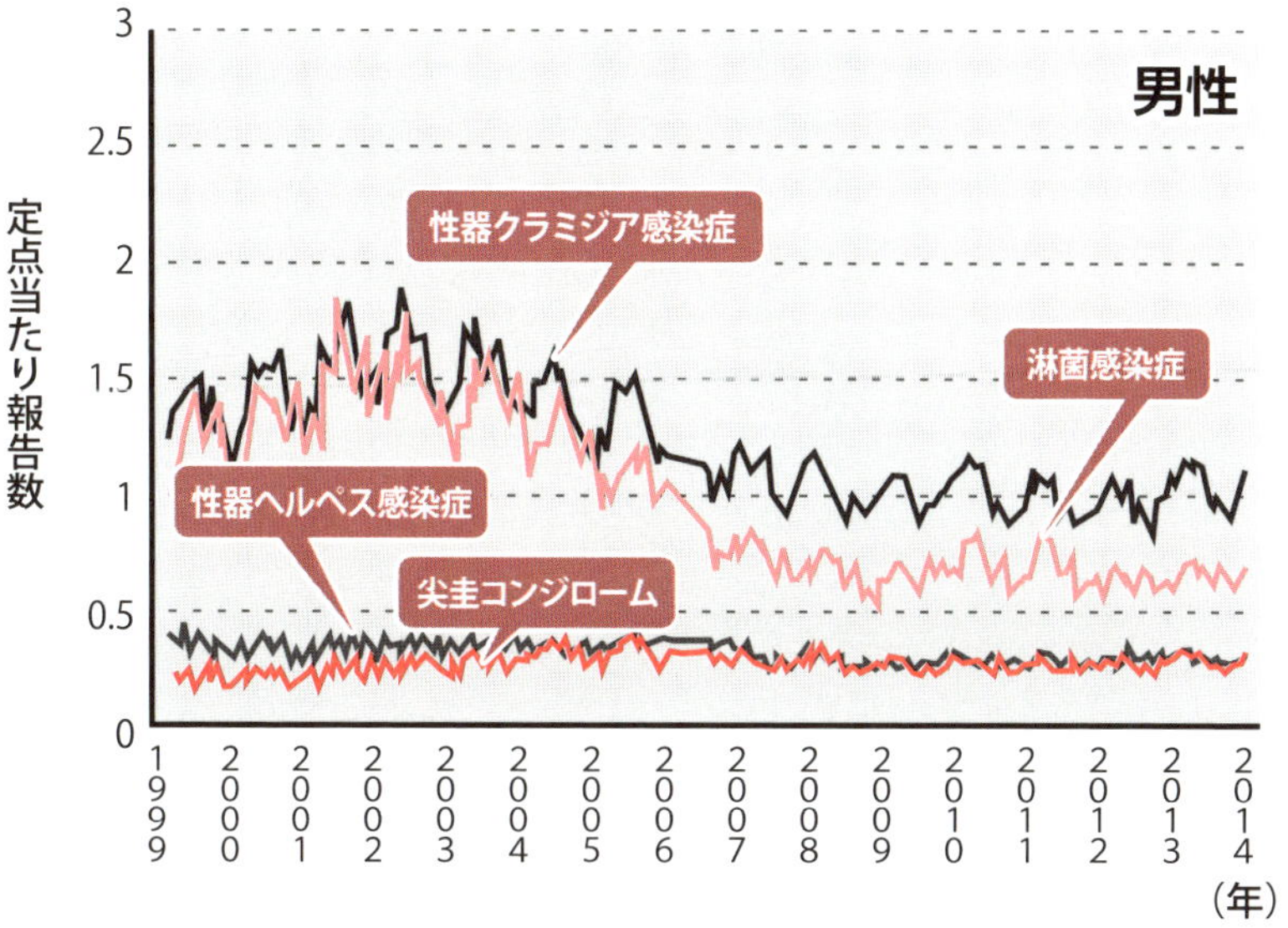

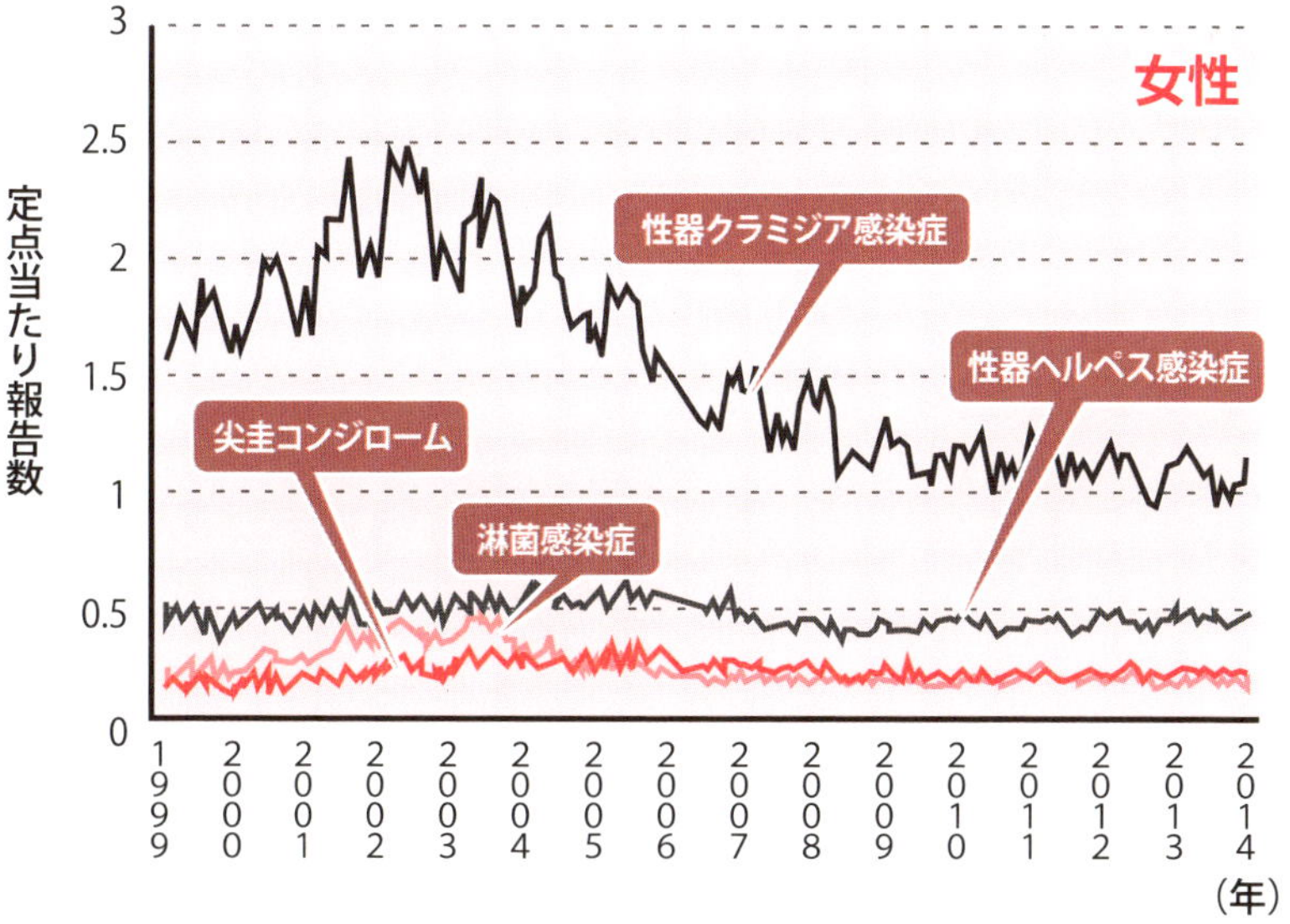

が大切です。

それは、自分自身の体を守るだけでなく、子どもや家族、自分とかかわる多くの人に感染を広げないことが、たいへん重要なのです。

そのためにも、帯状疱疹・単純ヘルペスについての正しい知識を身につけましょう。

＊14 **尖圭コンジローム**――ヒト乳頭腫ウイルス（ＨＰＶ）の感染によって発症する性行為感染症。

＊15 **性器クラミジア感染症**――クラミジア・トラコマチスという病原菌による日本で最も多い性感染症

第2章

帯状疱疹とは、どんな病気か

日本人の3人に1人が発症するといわれている帯状疱疹。子どものころにかかった水ぼうそうのウイルスが引き起こす病気で、水ぼうそうにかかった人であれば誰もが発症する恐れがあります。

帯状疱疹はウイルス感染から

◆赤い帯状に現れる

「ビリビリした痛みがある」と思っていたら、水ぶくれがたくさんできていた——

帯状疱疹は、体の左右どちらかに多数の水ぶくれが生じ、それが帯のように見えることからついた病名です。多くの場合、強い痛みをともないます。

原因となるのは、第1章でも説明したように、水痘・帯状疱疹ウイルス（ＶＺＶ）です。このウイルスに初めて感染したときは、水ぼうそうになります。このとき、皮膚にできた発疹などで増殖したウイルスが、神経を通って、感覚神経の神経節に潜り込みます。

ただ、水ぼうそうにかかったことで、体はこのウイルスに対しての免疫を獲得しています。免疫が働いている間は、ウイルスは抑えられ、悪さをすることはありません。いわば冬眠状態で何年も何十年も経過するのです。

ところが、過労等をきっかけにして水痘・帯状疱疹ウイルスが再活性し、暴れ出すことがあります。ウイルスは神経節内で増殖し、感覚神経から表皮に達します。そして、表皮細胞に感染してさらに範囲を広げます。これが、皮膚の赤い丘疹《きゅうしん》（隆起）や水ぶくれになって現れます。

ウイルスは神経の走行に沿って移動します。そのため丘疹や水ぶくれは神経の走行沿いに帯状に現れます。これが帯状疱疹です。

◆体の不調がきっかけに

水痘・帯状疱疹ウイルスが再活性化するメカニズムは、まだ正確にはわかっていません。しかし、過労やストレス、加齢、悪性腫瘍、エイズなどの免疫不全疾患、放射線照射等によって免疫機能が低下したときなどに多く発症することがわかっています。

最も多い原因は、過労によると推測されるものです。決算期や連休後、お盆後、年の暮れなどに患者数が増加します。

帯状疱疹の水ぶくれに触ったからといっても、ほかの人にうつる病気ではありません。ただし、水ぼうそうにかかったことがない人や水ぼうそうの予防ワクチンを接種してない人は、帯状疱疹の水ぶくれに触れると、水ぼうそうに罹患する恐れがあるので注意が必要です。

帯状疱疹の誘因

- 過労
- 加齢による抵抗力の低下
- 悪性腫瘍
- 糖尿病
- 外傷
- 精神的ストレス
- 放射線照射
- 抗がん剤、副腎皮質ステロイド剤等の投与による免疫力の低下

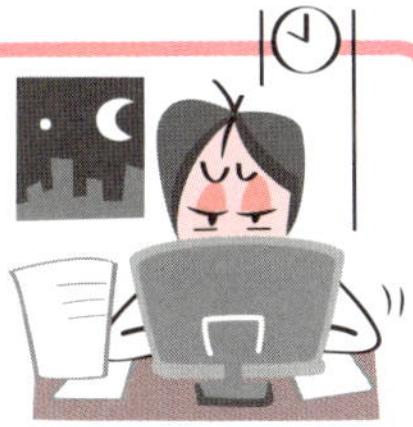

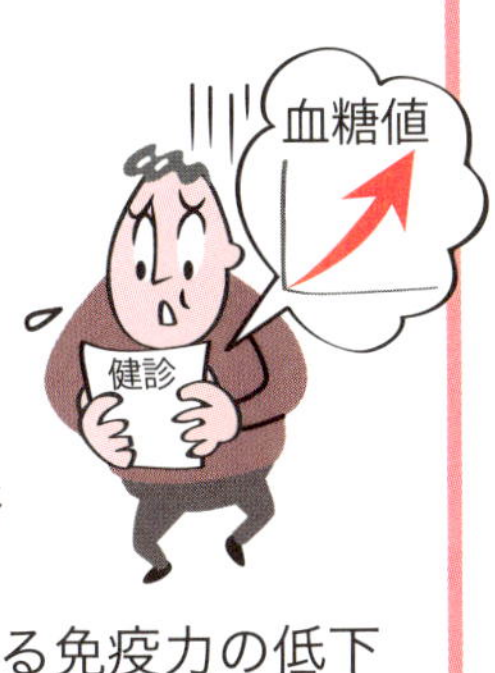

水痘・帯状疱疹ウイルスが引き起こすもう1つの病気、〝水ぼうそう〟

◆子どもから大人までかかる病気

帯状疱疹を発症させる水痘・帯状疱疹ウイルスは、以前にかかった水ぼうそうのときに体の中に入ってしまったウイルスです。

水ぼうそうに、最も多くかかりやすい年齢は2〜3歳で、5歳までに85%が罹患します。

水ぼうそうは感染力が強く、患者さんの咳やくしゃみで飛ぶ唾液などから感染する飛沫感染、空気感染と、皮膚が触れ合うことで水ぶくれの中のウイルスがうつる接触感染があります。

鼻や口から入った水痘・帯状疱疹ウイルスは、初めにのどの周辺の粘膜やリンパ節[*16]で増殖し、リンパ球[*17]に感染します。その後、ウイルスが感染したリンパ球は血管に入り、血液の流れにのって全身に広がります。そして、発疹となって全身に現れるのです。

発疹にはかゆみをともないますが、やがて水ぶくれとなり、最後はかさぶたになってはがれます。発疹と同時に、発熱やのどの痛み、全身のだるさなども現れます。

感染してから発疹が出るまでは、約2週間です。一度水ぼうそうにかかると、体の免疫機能が働いて、基本的に二度とかからないようになります。

発病してすぐに抗ウイルス薬を服用すれば、発疹や発熱を抑えることができます。抗ウイルス薬を服用した場合も、抗体ができることには変わりありません。

水ぼうそうは、子どもがかかった場合、安静にしていればいい程度で、それほど怖い病気ではありません。

ところが、成人で発症した場合、高熱が出たり、脳炎や肺炎を起こしたりするなど重症化することもあります。特に注意が必要なのは妊婦さんで、胎児に深刻な影響が出る可能性もあります（62頁）。

◆水ぼうそう患者が減ると帯状疱疹患者が増える

帯状疱疹の発症は、水ぼうそうによりできた体の中の免疫と深くかかわっています。水痘・帯状疱疹ウイルスが再活性することなく維持できるのは、免疫が働き続けているからです。しかし、この免疫の働きが弱くなる原因が2つあります。

1つは、歳をとったり、病気にかかったり、ストレスや疲労がたまるなど、体全体が弱まることです。

もう1つは、水痘・帯状疱疹ウイルスに接する機会が減ることです。免疫は、体の中の神経節に潜んでいるウイルスの監視をしたり、新たに外から体内に侵入しようとするウイルスを追い払います。

水痘・帯状疱疹ウイルスの免疫能力は40〜50年といわれていますが、日常生活の中で新たなウイルスと接しなくなると、免疫は働く機会がなくなり、徐々に活動能力を落としていってしまいます。

水ぼうそうの患者が減ると、帯状疱疹の患者が増えるのは、水痘・帯状疱疹ウイルスに触れる機会が減るためだと考えられています。最近では、水痘ワクチンの普及や核家族化、少子化の影響などで、子ども時代に水ぼうそうにかかる人が減っています。

また、1歳を過ぎると水痘ワクチンの接種を親が選択することができ、任意接種で受けることが可能ですが、2014年10月からは費用が公費でまかなわれる「定期接種」になります。

水痘ワクチンが定期接種となれば、予防接種を受ける人が増え、当然水ぼうそうの患者は減ると考えられます。

＊16 **リンパ節**——リンパ管のところどころにある豆のような形状の節。リンパ液の中に流れ込んでくる異物をろ過する役割がある。

＊17 **リンパ球**——白血球とよばれる免疫細胞の1つ。異物を攻撃するための抗体を作るBリンパ球（B細胞）のほか、3種類のTリンパ球（T細胞）、NK細胞がある。

帯状疱疹が発生しやすい体の部位

◆ウイルスは感覚神経節に潜伏している

水ぼうそうにかかることによって、水痘・帯状疱疹ウイルスはほぼ全身の神経節に潜伏します。したがって、帯状疱疹は頭、顔、首、お腹、背中、下肢など、感覚神経のある場所ならどこでも発症する可能性があります。潜伏しているウイルスが、再活性化した特定の領域だけに痛みや水ぶくれなどの症状が現れます。

発症はまれに体の両側に出ることもありますが、基本的に体の左右いずれかの片側だけに出るのはウイルスが再活性した部位に限られるからです。

特に発症しやすいのは、胸神経の領域と、三叉神経領域の第1枝です。

胸神経の領域とは体幹の部分で、12対の神経節が並んでいます。三叉神経の皮膚領域は、顔表面です。胸神経の領域で50％程度、三叉神経の領域で20％程度の帯状疱疹が発症することが報告されています。この2つの領域で帯状疱疹が発生しやすい理由については、はっきりとは解明されていませんが、水痘の好発部位の神経

【人体後面】

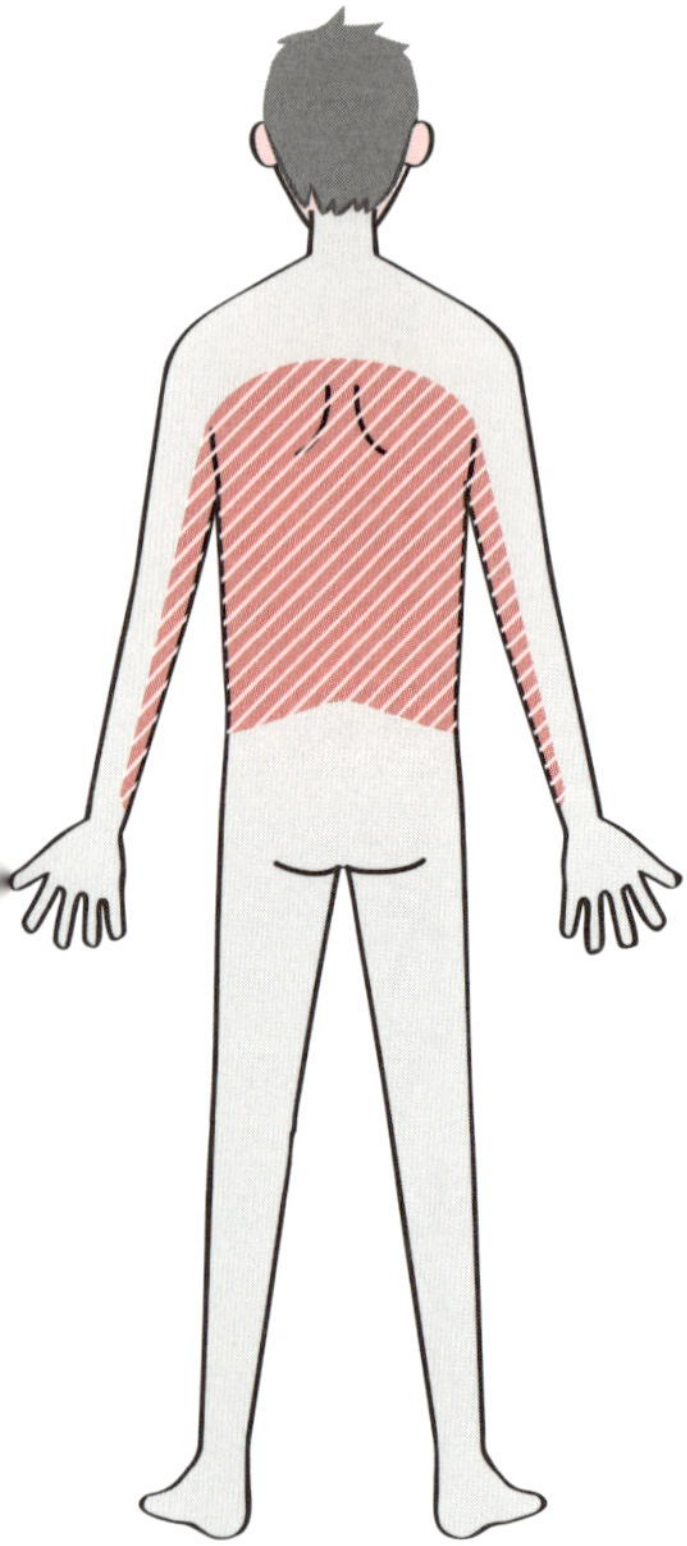

●帯状疱疹の好発部位

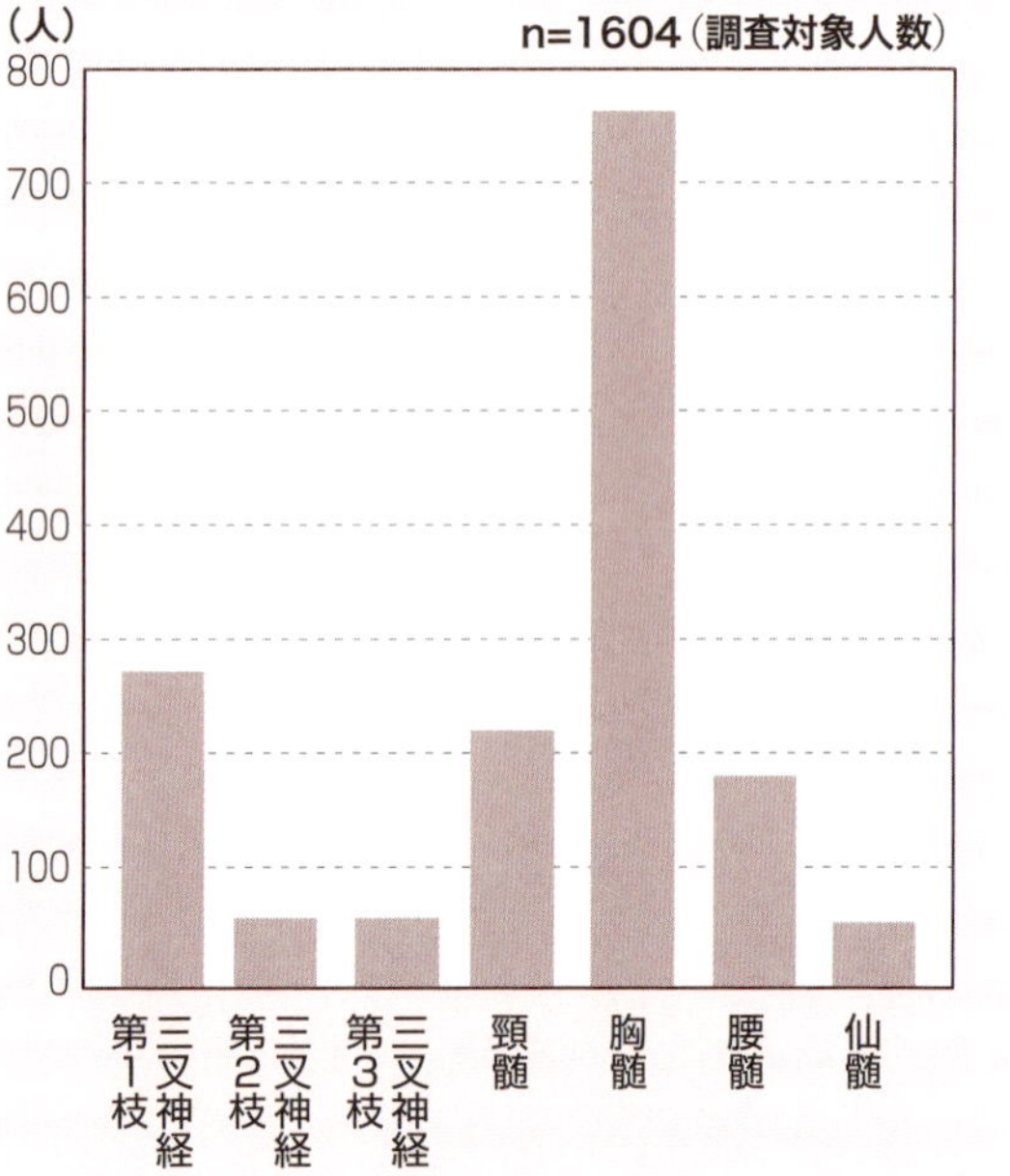

(1991年)

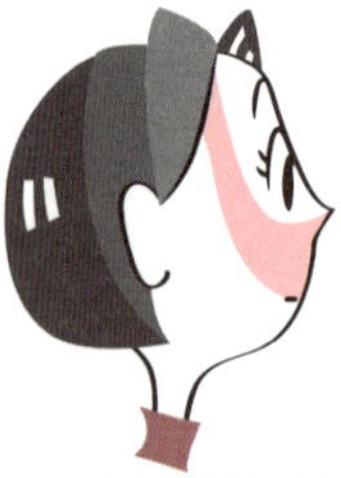

三叉神経第2枝

(鼻、上あご、上唇)

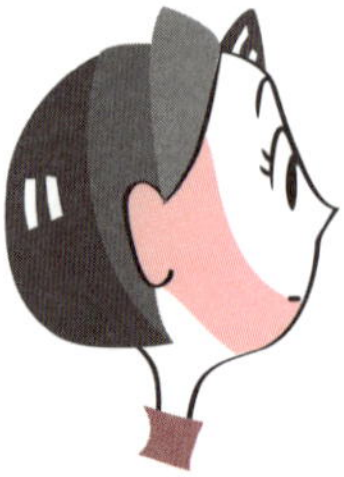

三叉神経第3枝

(耳、舌、頬の内側、下あご、下唇)

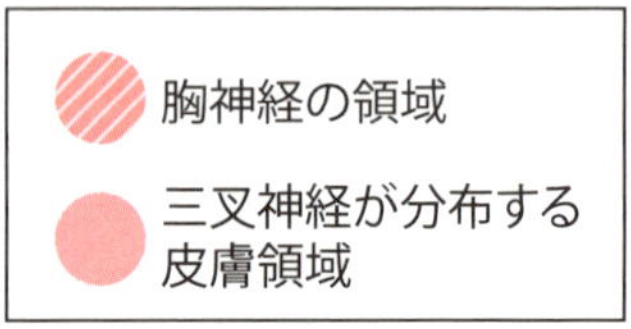

節に多くウイルスが潜伏するので帯状疱疹が多く発症するといわれています。

基本的に一生に一度しか発症しない帯状疱疹ですが、再発することもあり、再発の場合一度目と同じ場所に発症するとは限りません。

また、帯状疱疹は体の片側に発症するのが特徴ですが、まれに広い部分で発症することもあります。あまり広範囲に及んだり症状が激しいときや何度も再発をくり返す場合などは、関節リウマチ[*18]や膠原病（59頁）、アトピー性皮膚炎（66頁）、糖尿病、エイズなどの免疫不全疾患、内臓の悪性腫瘍、白血病などの血液疾患などにかかっている可能性があります。体全体の免疫機能が弱っているかもしれませんので、医師に自分の状態・経過をよく伝えて相談しましょう。

神経の分布と支配領域

【人体前面】

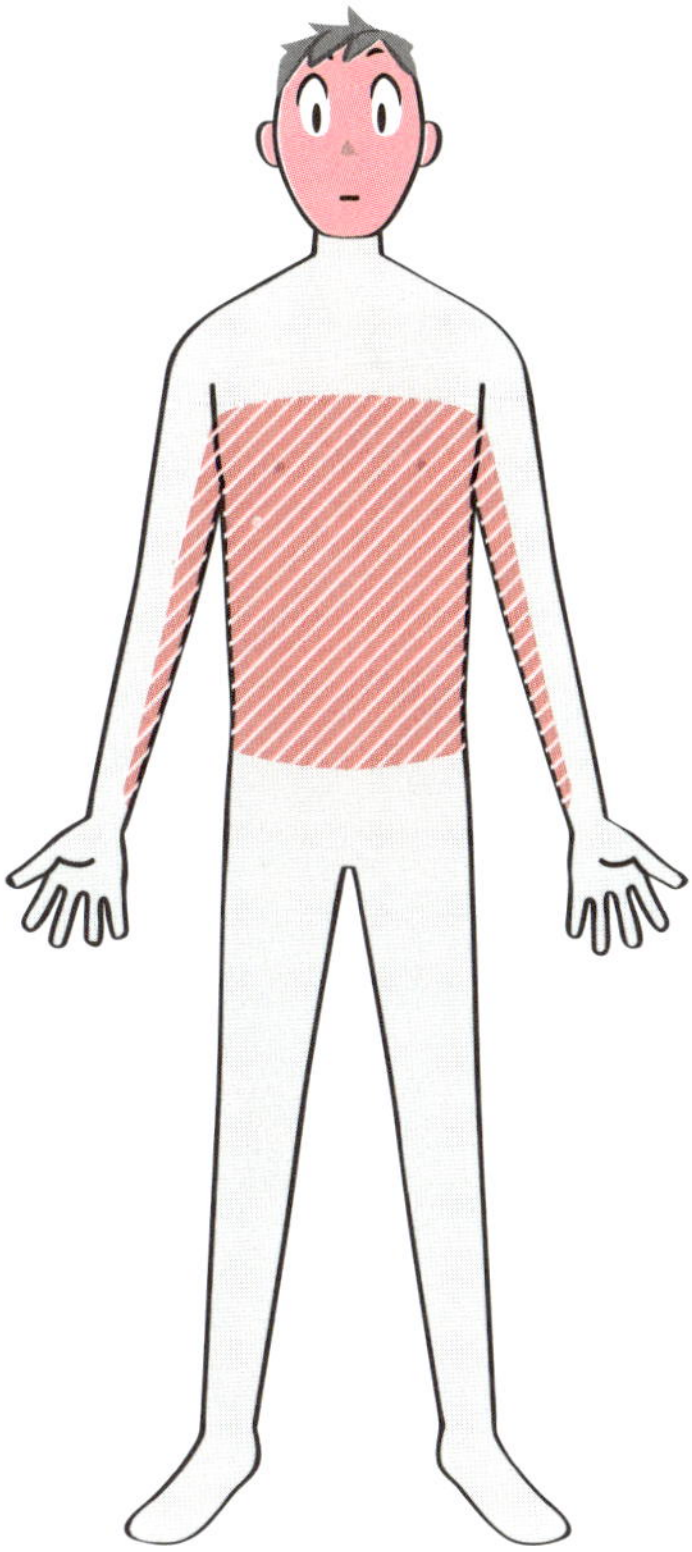

三叉神経の分布

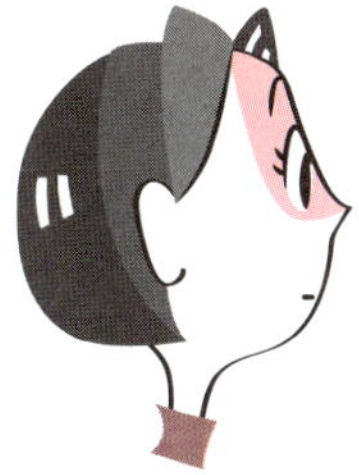

三叉神経第1枝
（額、目、上まぶた、鼻ばしら）

*18 **関節リウマチ**――原因がはっきり解明されていないが、自己免疫が関与していると考えられている疾患。おもに関節に症状が現れ、痛みや腫れをともなう炎症を起こす。進行すると軟骨や骨が破壊され、患部組織が変形して機能が障害される。

帯状疱疹の症状の特徴

◆痛み、かゆみが数日続く

帯状疱疹の症状は、まず痛みから始まります。ピリピリ、ビリビリした痛み、ヒリヒリするような皮膚の違和感、かゆみ、刺すような痛みなどが、数日〜1週間程度続きます。

続いて、虫に刺されたような赤い発疹が現れます。軽度の発熱やリンパ節の腫れ、頭痛などをともなうこともあります。

そして、発疹の上に小さな水ぶくれができ、やがて中央にくぼみのある粟粒《ぞくりゅう》（あわつぶ）〜小豆大の水ぶくれになります。水ぶくれは、初めは透明ですが、やがて黄色い膿疱《のうほう》になり、6〜8日でやぶれ、ただれたり潰瘍《かいよう》になります。

治療しなければ、初めの発疹から1週間ほどは数がどんどん増えていき、約2週間でかさぶたになり、約3週間で乾き始め、自然にかさぶたが落ちて治ります。痛みもこのころまでになくなります。

しかし、疱疹が広範囲に発生したり、重症になったり、患者が高齢な場合に、皮膚症状が治ったあとも痛みだけが残ってしまう後遺症の

「帯状疱疹後神経痛」（第4章）という後遺症に陥ってしまうことがあります。帯状疱疹後神経痛になると、痛みが数カ月から数年も続くこともあります。

帯状疱疹は発症から治癒までは、平均20日（19・6日±9・9日）ですが、初期から抗ウイルス薬による治療を受ければ、水ぶくれやかさぶたになる前に症状を改善することができます。肝心なのは早めの治療を行うことです。

◆ウイルスが神経の炎症を起こす

帯状疱疹を患った人に話を聞くと、「とにかく痛い」という感想が少なくありません。

痛みは、皮膚の違和感ぐらいから〝かゆみ〟程度、針で刺されたような痛み、ひどい人では夜も眠れないくらいの激痛を感じるなど、さまざまです。皮膚の疱疹がそれほど目立たなくても、痛みは激しいという人もいます。

感じ方は違えども、痛みは帯状疱疹の特徴の1つです。それは、帯状疱疹が神経で起きる病気だからです。

水ぶくれとして現れるため、皮膚の症状に注目されがちですが、帯状疱疹は神経で炎症が起きている病気です。そしてウイルスは、増殖しながら皮膚に向かって移動します。

体に潜伏していたウイルスが再活性を始めてから皮膚に発疹が出るまでの期間は、1週間ほどです。発疹が出る前に痛みを感じるのは、ウイルスが皮膚に向かって移動するときに、神経が傷つけられていくからです。

そして、最終的には皮膚にできたかさぶたが落ちて治癒します。

帯状疱疹の痛みが広がるメカニズム

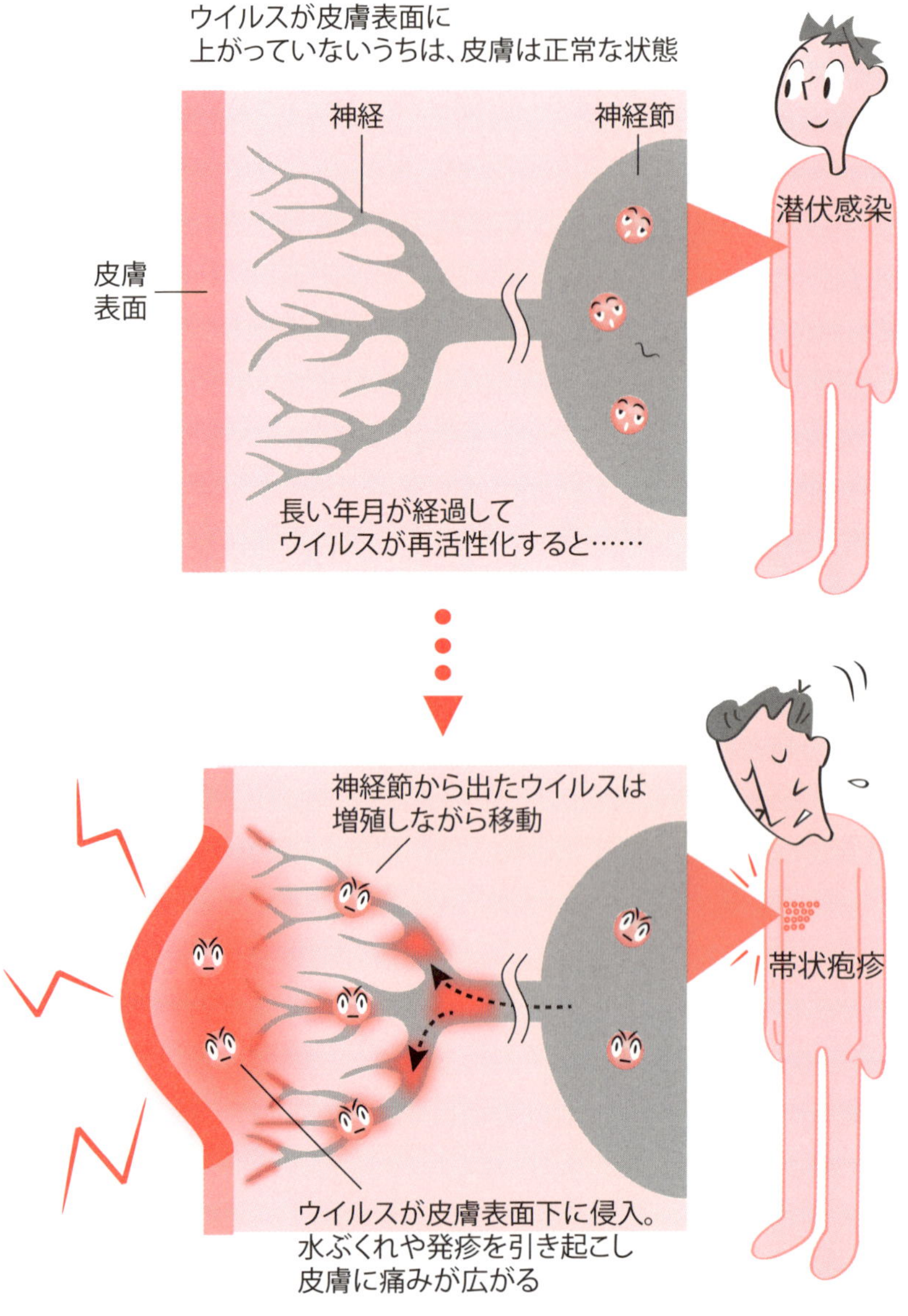
ウイルスが皮膚表面に
上がっていないうちは、皮膚は正常な状態
神経
神経節
皮膚
表面
潜伏感染
長い年月が経過して
ウイルスが再活性化すると……
神経節から出たウイルスは
増殖しながら移動
帯状疱疹
ウイルスが皮膚表面下に侵入。
水ぶくれや発疹を引き起こし
皮膚に痛みが広がる

しかし、免疫力がかなり落ちている場合には、水ぶくれがひどくなって潰瘍になり、あとが残ることがあります。また、色素沈着を起こして、茶色いシミが残ることもあります。

さらに、激しい痛みを感じた場合に、後遺症の帯状疱疹後神経痛になってしまう場合もあります。特に、高齢者に多く見られ、50歳以上からは注意が必要です。

Column

感覚神経とは何か？

ご存知のように、私たちの体の中にはさまざまな神経が網の目のように張り巡らされています。神経には大きく分けて感覚器官から届いた刺激を感じたり、命令を出したりする「中枢神経」と、その中枢神経に刺激を伝えたり、中枢神経から筋肉に命令を伝えたりする「末梢神経」の２種類があります。感覚神経は末梢神経の１つで、皮膚や目、耳、鼻が受けた刺激を中枢神経（脳や脊髄）に伝える役割を担っています。

ここでいう「刺激」とは、感触や光、におい、音など、さまざまなものを指しますが、体が感じる「痛み」も、やはり感覚神経を通じて送られることになります。帯状疱疹の原因である水痘・帯状疱疹ウイルスは、その感覚神経そのものに直接ダメージを与えているわけですから、激しい痛みを感じるのも納得できるというものです。

●帯状疱疹の進行過程例●

2日目

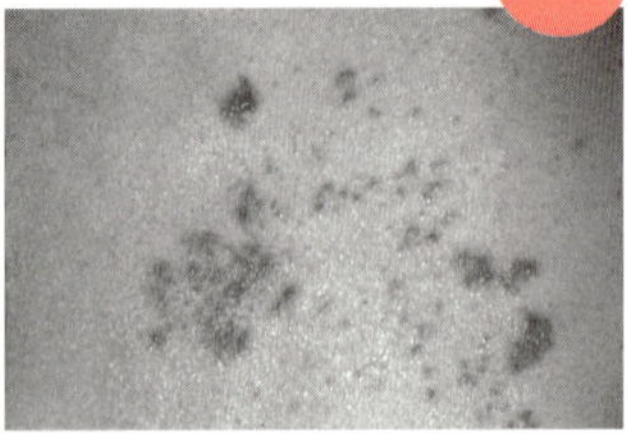

発疹出現初期。赤い丘疹（ブツブツ）や小水疱が多数見られる

4日目

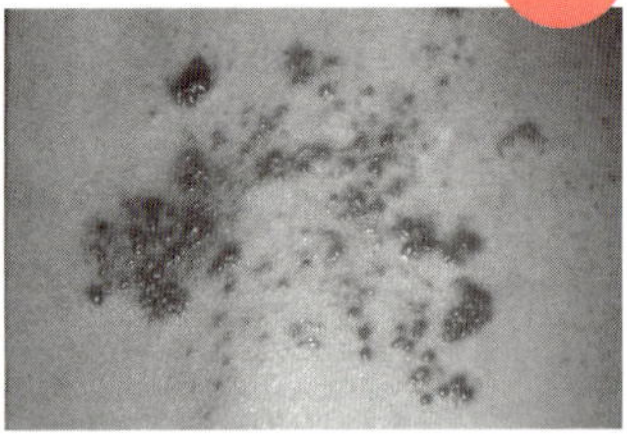

水疱期。水疱が大きくなり、周囲が赤くなっている

6日目

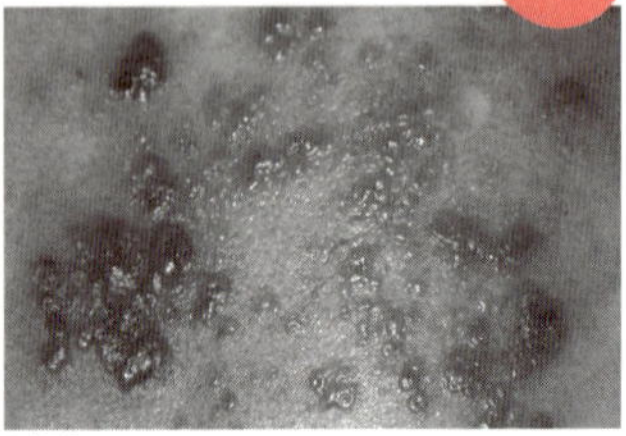

膿疱《のうほう》期。水疱から膿疱に変わる。免疫細胞により炎症が強くなる

9日目

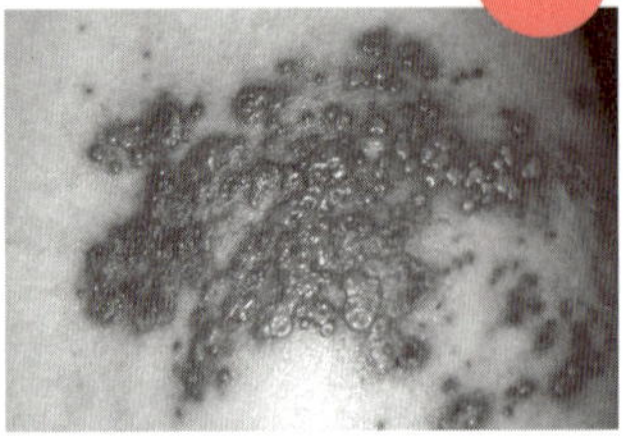

膿疱期（終毒期）。一部破れて潰瘍となっている

14日目

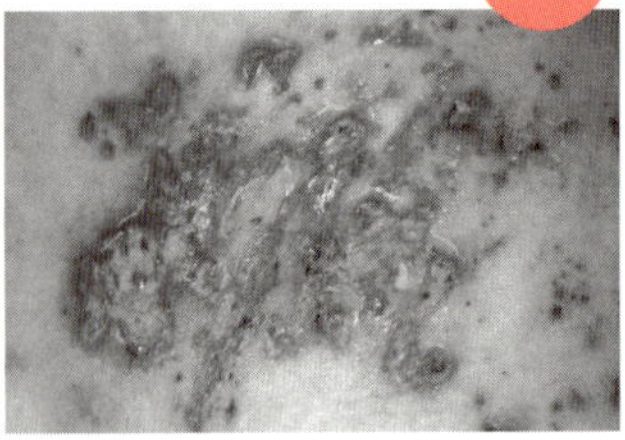

潰瘍期。深く大きな潰瘍になっている

40日目

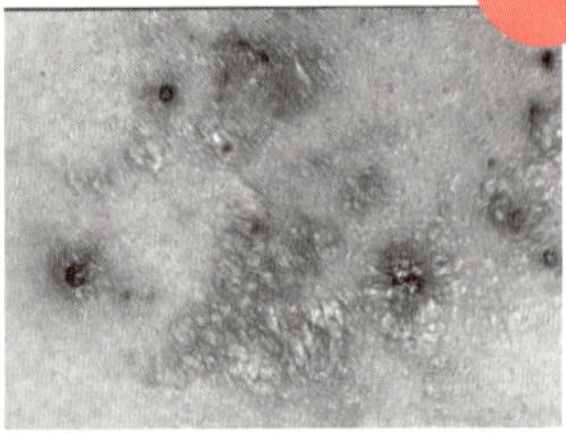

瘢痕《はんこん》（傷あと）となって治癒している

帯状疱疹の合併症

◆発症した部位でほかの病気を誘発する

帯状疱疹が原因となって、ほかの症状や病気が引き起こされるケースがあります。発症した部位によっても、注意が必要となる場合が出てきます。

部位ごとのケースを見ていきましょう。

「耳の近くで発症した場合」

顔面や頸部の神経節に潜伏していたウイルスが再活性すると、頬、下あご、口腔内、耳から首・肩にかけて症状が出ます。この場合、皮膚に出た症状が治まったあともめまいが残ったり、内耳に障害が起きて〝難聴〟になったり、顔面神経麻痺や味覚障害が残ることがあります。これらの症状を「ラムゼー・ハント症候群」と呼びます。

ラムゼー・ハント症候群の場合、症状が起きる前段階として、耳の痛みが数日〜1週間程度続くので、気づいたらすぐに医療機関を受診しましょう。

早期であれば、神経の損傷もそれほど進んでおらず、ラムゼー・ハント症候群にならずにすむ場合が少なくありません。

「目の上や鼻、額に発症した場合」

三叉神経の第1枝（眼神経）に潜伏していたウイルスが再活性すると、目の上や額のあたりに症状が出ます（49頁）。この場合、角膜炎[*19]やぶどう膜炎[*20]を起こす危険があり、視力低下や、最悪の場合失明する可能性もあります。目に少しでも痛みを感じたら、すみやかに眼科を受診しましょう。

皮膚科で治療を受けている場合は、必ず眼科医にその内容を伝えます。

「腹部に発症した場合」

腹部に帯状疱疹が発症した場合、片側の腹筋が麻痺するために、腹部がふくらんだり、便秘になることがあります。重症になると、腸閉塞[*21]（イレウス）に至ることもあります。

「お尻や陰部に発症した場合」

仙骨神経のウイルスが再活性した場合、お尻や陰部に発症します。

このため、膀胱の神経が麻痺して尿の出が悪くなったり、直腸の働きが阻害され便秘になるケースがあります。また、陰部などの粘膜が侵されると、強い痛みを感じたり、皮膚がただれてあとが残ることもあります。

「そのほかの合併症」

帯状疱疹は、痛みや発疹などの症状が、ふつう1つの神経領域に限って現れます。しかし、ウイルスが活発で脊髄の深い部分にまで炎症が及ぶと、運動麻痺や、筋の萎縮が起きることもあります。

また、ごくまれに何らかの原因でウイルスが脳にまで到達した場合、脳炎になり高熱や嘔吐、頭痛、けいれん、錯乱などの症状が起こります。これらを〝帯状疱疹脳炎〟といい、最悪の場合命の危険もある病気です。

このように、帯状疱疹には発生する部位によってさまざまな合併症があります。しかし、大切なのは、初期の段階できちんと治療を行うことです。帯状疱疹は予後のいい病気とされており、適切な治療を受けていれば合併症になる可能性も少なくなり、また合併症を発症したとしても、軽度ですんで後遺症を残さないケースが多いのです。

痛みを放置したり、不安があるのに無視しないことが、恐ろしい合併症を防ぐことにつながります。

＊19 **角膜炎**――角膜とは俗にいう黒目の部分で、そこに炎症が起こった状態を角膜炎という。細菌やウイルスが目に感染して炎症が起きたものを感染性角膜炎という。

＊20 **ぶどう膜炎**――ぶどう膜とは目の虹彩、毛様体、脈絡膜の3つを総称した呼名。ぶどう膜炎は、これらの組織に感染症や全身疾患が原因で起こる炎症。

＊21 **腸閉塞**――小腸や大腸の中で、食べた物の通過が悪くなったり、完全に遮断される病気。腸管内で詰まっている内容物を早急に取り除かないと、命にかかわる場合もある。

帯状疱疹にかかわりの深い病気とは

◆ほかの病気が原因で、帯状疱疹が発症することも

帯状疱疹は、通常、免疫力の低下によって発症しますが、免疫力低下の原因として何らかの疾患がある場合があります。また、その人がもともと持っている病気、基礎疾患がある場合、症状が悪化しやすかったり、再発をくり返すこともあります。

特に、エイズでは免疫力が大きく低下するため、初めに帯状疱疹の症状が現れることがあります。ひどいときには、水ぼうそうも併発して、結果として命を落とす例もあります。

また、がんや白血病なども体の免疫力とかかわりのある疾患です。がんになるような健康状態のときは、免疫力が低下しているときで、帯状疱疹も発症しやすい状態になっています。抗がん剤治療なども、副作用で細胞の抵抗力を奪ってしまうため、帯状疱疹を発症しやすくなります。

糖尿病患者も免疫力が落ちやすく、帯状疱疹を発症しやすくなります。また発症した場合に

重症化することが多くなります。

さらに、糖尿病により感覚麻痺が起きている場合、帯状疱疹の初期症状である痛みを感じることができず、痛みを感じたころにはウイルスの増殖が進んで症状が重くなってしまっていることもあります。血管障害があるために神経の破壊が進みやすく、後遺症の帯状疱疹後神経痛になる可能性も高まります。

膠原病やネフローゼなどの病気では、炎症を抑えるためにステロイド薬などの免疫抑制薬を服用することがあるのですが、その場合の副作用で免疫力が落ちていて、帯状疱疹を発症しやすくなっています。人工透析を受けている人も、透析の結果として白血球の数が少なく、やはり免疫力が低下するので、帯状疱疹を発症しやすい状態です。

帯状疱疹が影響する病気

がん・白血病	体の細胞が突然変異を起こし、がん細胞が生まれる。体のどこの細胞からも生まれ、白血病は血液のがんと呼ばれている。
エイズ	ヒト免疫不全ウイルス（HIV）が免疫細胞に感染し、免疫細胞を破壊して後天的に免疫機能が正常に働かなくなる病気。
糖尿病	すい臓から分泌されるインスリンというホルモンが不足して、血液中の糖の値（血糖値）が異常に高くなる病気。
膠原病	免疫が自分の体の成分を異物と認識して攻撃してしまうため、全身にさまざまな症状を起こす病気の総称。慢性関節リウマチ、全身性エリテマトーデス、強皮症、多発性筋炎など。
ネフローゼ症候群	尿の中にたんぱくがたくさん出てしまって、血液中のたんぱくが減り（低たんぱく血症）、むくみ（浮腫）が起こる病気。
慢性腎不全	腎臓の機能が低下し、進行すると命の危険がある病気。定期的に人工透析を行い、血液中の老廃物を除去、浄化された血液を体内に戻す。

帯状疱疹を発症しやすい年齢がある

◆免疫力が弱くなる年代に関係している

帯状疱疹は、かかりやすい年代があります。

まず、出生して20歳未満までは帯状疱疹にかかる人は少なく、20代になるとかかる人が増えます。そして、30代からはいったん罹患者が減少しますが、50代になると再び増加します。

また、高齢者は患者数が少ないのですが、人口から見た患者数の割合は高くなります。90歳以上になると何と50％もの人に帯状疱疹が見られます。

年代によって、罹患者数に差が出ることには、前項までに説明した水痘・帯状疱疹ウイルスと免疫のメカニズムが深くかかわっています。

子どものときに、水痘・帯状疱疹ウイルスに初感染しても、水ぼうそうを発症することになります。帯状疱疹は、水ぼうそうで体内に入ったウイルスが何年か後に再活性したときに発症する疾患です。

ウイルスが再活性するのに何年もの時間がかかるのは、水ぼうそうにかかったときに獲得した免疫が、正常に働いている間、ウイルスの活動を抑え込むからです。

しかし、ウイルスへの免疫は、年がたつにつれ少しずつ弱まってしまいます。

20歳前後から帯状疱疹の患者数が増えるのは、ウイルスへの免疫力が徐々に低下したところへ、仕事の疲れやストレスなどが後押しをして、ウイルスへの抵抗力が一段と弱くなってしまうからです。

30代以降は子育てをしている人が多い年代なので、水ぼうそうにかかっている子どもとかかわる機会が多くあり、本人も気づかないうちに体内に水痘・帯状疱疹ウイルスを取り込み、ウイルスを抑えようと免疫力が再活性化されます(ブースター現象)。このため、30〜40代では患者数が比較的維持されます。

そして、50代からまた患者数が増えるのは、

帯状疱疹・帯状疱疹後神経痛の年齢別受診患者数／合計：1,609名

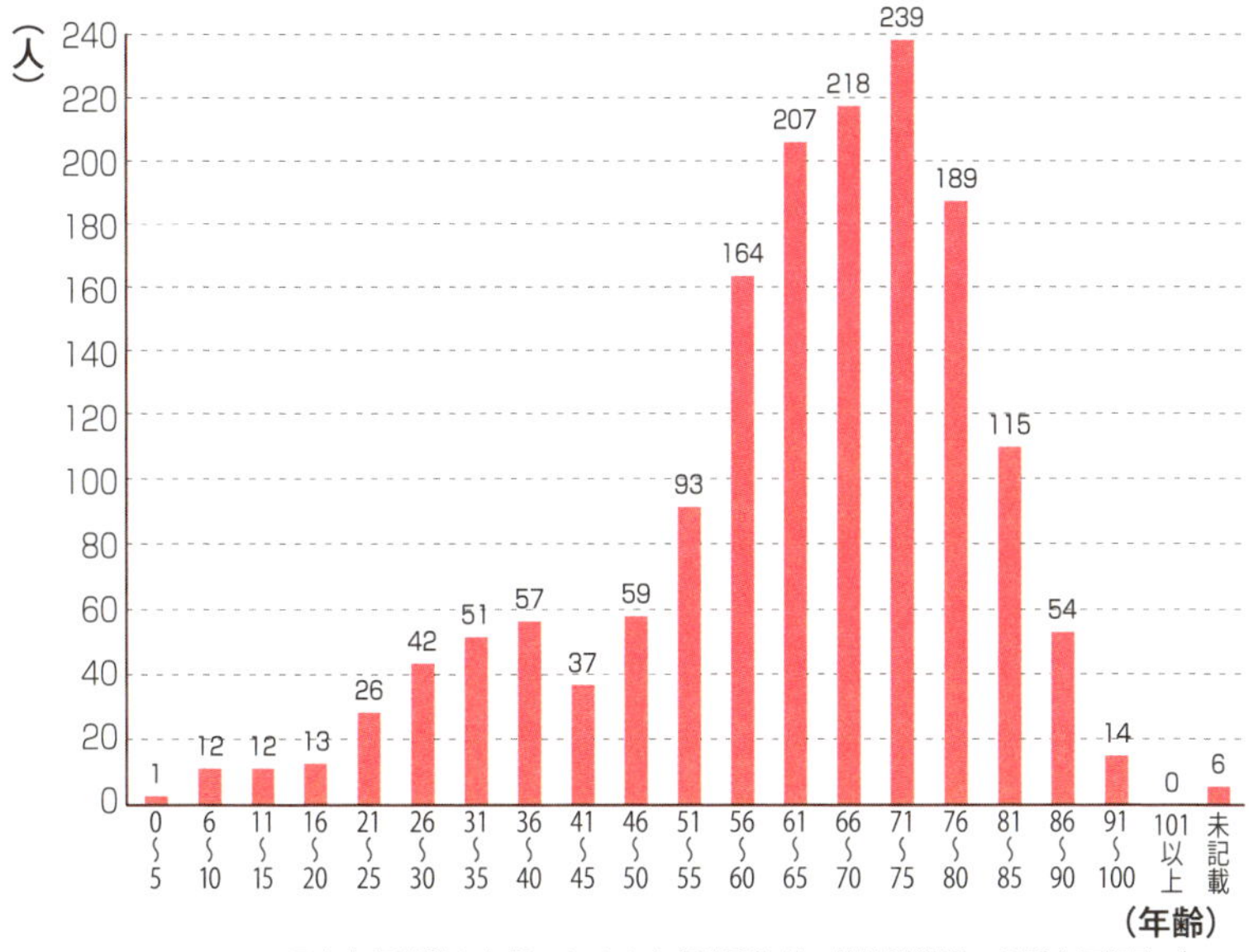

日本皮膚科学会本邦における皮膚科受診者の他施設横断四季別全国調査（2007年）

この年代では、水痘・帯状疱疹ウイルスに対する免疫力低下に加えて、年齢による体力の衰えもともない、体内に保有するその他の細菌やウイルスに対する免疫力も低下することで、帯状疱疹を発症しやすくなるからです。60代以上の高齢者で、帯状疱疹にかかる人の割合が高くなっていくのは、さらに免疫力が低下してしまうためと考えられています。

帯状疱疹にかかりやすい20代でも保育士、幼稚園教諭、小児科医など子どもと接する機会の多い人たちでは、ブースター現象が見られるために帯状疱疹にかかる人は少なく、逆に30代で子どものいない人は、ブースター現象が見られないためにかかりやすいとされています。

次に、妊婦と乳児、子どもへの影響を見ていきましょう。

◆妊婦の帯状疱疹

水ぼうそうは、〝妊娠中にかかると危険〟と、広く認知されていますが、帯状疱疹も水ぼうそうと同じ水痘・帯状疱疹ウイルスによって発症するので、不安に思う方も多いかもしれません。

しかし、妊婦さんが帯状疱疹を発症したとしても、胎児に感染することはありません。帯状疱疹はウイルスが局部、つまり発症する神経の周囲だけで活動する疾患だからです。

ただ、まれに汎発性《はんぱつ》帯状疱疹という、全身に水ぼうそうのような発疹が出る場合があり、この場合はウイルスが血液中にも広がっているため、胎児に感染する危険があります。

ここで、妊婦さんが水ぼうそうにかかった場合についても触れておきましょう。感染する時期により、胎児に影響が出る危険性や治療法などが異なります。

妊婦さんが、妊娠初期から中期の13週～20週に水ぼうそうにかかった場合、約2％の胎児が先天性水痘症候群にかかり、体に何らかの異常が出る可能性があります。

妊娠中期以降に水ぼうそうにかかると、赤ちゃんが乳幼児期に帯状疱疹を発症することがあります。これは、妊婦さんのウイルスが胎盤を通じて胎児に感染することで起こります。

赤ちゃんがいつ水ぼうそうを発症するかで、重症度が変わります。

胎児のウイルスの潜伏期間は10日間で、さらに免疫が作られるまでには発症してから1週間程度です。出生後すぐに水ぼうそうを発症する赤ちゃんは、胎児のときに母親からウイルスとともに免疫ももらっており、症状が重くなりません。しかし、出生後6日以降～10日までに発症する赤ちゃんの場合は、母親からウイルスの

●胎内で感染した胎児の重症度の違い

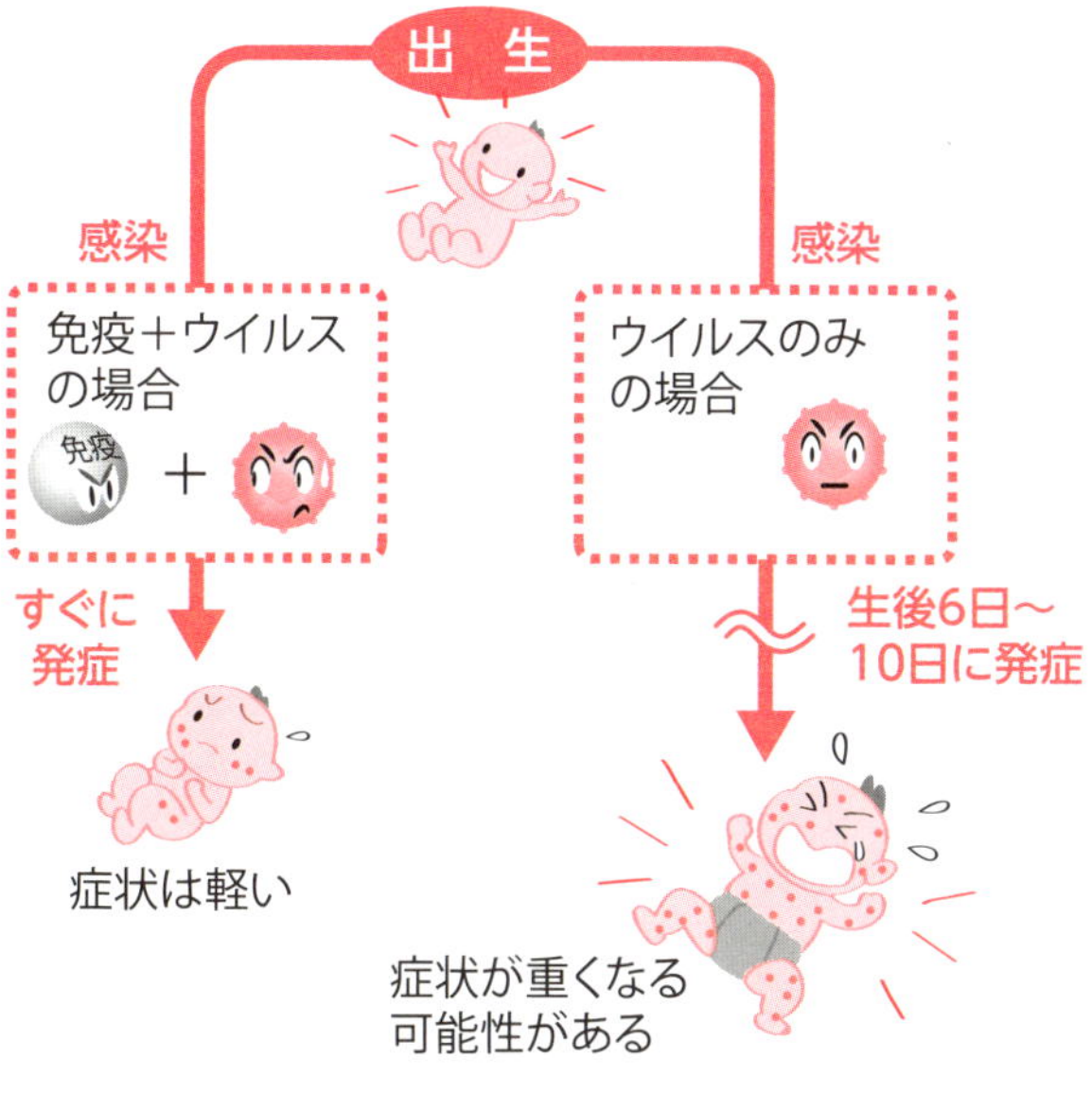

み感染し、免疫が間に合わなかったため、重くなってしまう可能性があります。

日本人の95%が15歳までに水ぼうそうにかかっているとされ、多くの人が子どものうちに水痘・帯状疱疹ウイルスの免疫を獲得しています。しかし、妊婦で水ぼうそうにかかったことのない人は6~8%いるという報告もあり、決して油断できない状況です。

妊娠中の水ぼうそうは、妊娠前に水痘ワクチンの予防接種を受けていれば、確実に防げるものです。これから妊娠を望む女性で、水ぼうそうにかかったことがなければ、接種を受けることをお勧めします。

◆乳児の帯状疱疹

1歳未満の乳児が帯状疱疹を発症した場合、それは母親が妊娠中、特に妊娠中期に水ぼうそうにかかり、その水痘・帯状疱疹ウイルスが胎盤を通じで胎児に感染し、発症したと考えられます。

15歳以下の子どもが帯状疱疹を発症する確率は、約4%です。その半数は、白血病や膠原病、ネフローゼ、アトピー性皮膚炎などで免疫機能が弱っているために、合併症として帯状疱疹を発症しているケースです。

あと半数の原因は、はっきりとは解明されていませんが、1歳未満の乳幼児のうちに水ぼうそうにかかっている割合が高いことがわかっています。このため、1歳未満の乳幼児が、水ぼうそうにかかった場合、水痘・帯状疱疹ウイルスへの免疫を十分獲得できない子どももいると考えられています。

◆高齢者の帯状疱疹

体力の落ちてくる高齢者では、免疫力も低下しており、帯状疱疹にかかりやすくなります。高齢者が帯状疱疹にかかると、ほかの年代よりも治癒までの日数がかかるなど重症化しやすく、帯状疱疹後神経痛にも移行しやすい傾向にあります。

帯状疱疹は一生に一度の経験という通説も、高齢化の進展により今日では、帯状疱疹を再発する患者さんも増えてきています。

このため、後に詳しく取り上げますが(83頁)、高齢者では帯状疱疹の予防のための水痘ワクチンの接種が推奨されています。

Column

水ぼうそうにかかった妊婦さんは、抗ウイルス薬を！

妊娠中に水ぼうそうにかかった妊婦さんは、胎児に感染させないためにも、ウイルスの増殖を抑える抗ウイルス薬を早めに使用する必要があります。

「妊娠中は薬を使いたくない」という妊婦さんも多いのですが、使われる抗ウイルス薬は、安全性が高いものです。抗ウイルス薬がウイルス感染細胞内のウイルスのＤＮＡだけに作用する薬であることから、服用は問題ないとされています。

胎児に影響を残さないためにも、医師と相談のうえ、きちんと治療を受けることが大切です。

アトピー体質と帯状疱疹

◆重症化しないように注意が必要

日本で多くの人が悩まされている、〝アトピー性皮膚炎〟ですが、アトピー体質の人は帯状疱疹にも注意が必要です。

アトピー性皮膚炎とは、皮膚の水分保持力の低下による皮膚の乾燥とバリアー機能の異常により免疫機能が正常に働かなくなったために、くり返し湿疹ができる病気です。

人の体には、細菌やウイルスなど、体によくないものが侵入してきたときに、免疫機能が働いて撃退するしくみが備わっていることは、すでに説明しました（21頁）。

体に何らかの異物が侵入したとき、まず白血球が、それを体によくないものかどうか確認し、よくないと判断した場合は、その異物を攻撃するための抗体が作られます。ところが、アレルギー体質の人では、体に無害なものにまで過剰に反応し攻撃してしまう IgE抗体[*22]を多く作り出して〝アレルギー反応〟という炎症を起こしてしまいます。この炎症には、アトピー性気管支炎、アレルギー性鼻炎、アナフィラキ[*23]

シーショックなどの種類があります。
アトピー性皮膚炎では、アレルギー反応が皮膚炎として発症します。ほこりやダニなどアレルゲン[*24]はさまざまですが、これらのアレルゲンが皮膚より容易に入り込み、免疫機能が過剰に反応して攻撃し続けるために、皮膚炎がおさまらないつらい病気です。
また、アトピー性皮膚炎の人には、皮膚の細胞同士のすきまに存在し、〝うるおい〟を保つ役割をしているセラミドが不足しており、皮膚のきめが荒いという特徴があります。皮膚のバリア機能が低下しており、異物の侵入や刺激を受けやすい状態です。このため、アトピー体質の人は「接触性皮膚炎[*25]」など、アトピー性皮膚炎以外の皮膚トラブルも起きやすいのです。
免疫機能が正常に働かないことと皮膚のバリア機能の低下により、アトピー体質の人は帯状疱疹にもかかりやすくなってきます。また、ウイルスの活動を抑えたり除去する力が弱いことから重症化しやすいので、注意が必要です。

*22 **IgE抗体**――アレルギーを起こす物質（アレルゲン）が侵入すると、これを捕らえて肥満細胞に伝えるのがIgE抗体。その結果、ヒスタミンなどが放出される。アレルゲンとの接触をくり返すうちに体内に蓄積され、一定量を超えるとアレルギーを発症する。

*23 **アナフィラキシーショック**――異物が何度も体に入ることで、その異物に対して体の免疫システムが過敏になって起きる急性アレルギー反応。

*24 **アレルゲン**――アレルギー反応を起こすもととなる物質。花粉、ほこりなど。

*25 **接触性皮膚炎**――皮膚に触れた物質が原因で起こる皮膚炎。代表的なものとして「うるしかぶれ」などがある。

帯状疱疹の検査と診断

◆ウイルスのDNA検査を行うことも

帯状疱疹は、感覚神経がある領域に〝痛み〟〝赤い発疹〟〝水ぶくれ〟という症状がはっきり現れるため、比較的判断しやすい疾患です。

しかし、発疹が現れる前に、痛みだけを感じる期間があるため、この時期に受診した場合は「肋間神経痛」[*26]や「坐骨神経痛」[*27]「頭痛」などと判断されることもあります。痛みが4日～1週間程度続いたのちに、痛みを感じる付近に虫さされのあとに似た浮腫《ふしゅ》のような紅斑《こうはん》が出てくれば帯状疱疹と診断されます。

また、発疹や水ぶくれの状態が、虫さされや単純ヘルペス、接触性皮膚炎などほかの皮膚疾患と区別がつきにくいときには、発疹の一部や水ぶくれの内容物をとり、顕微鏡を使って細胞を観察する検査やウイルス抗原検査[*28]などを行って診断します。

帯状疱疹は早期治療が最も大切です。なるべくウイルスが増殖しないうちにできるだけ早く抗ウイルス薬を服用することで、症状を軽く抑え、ひどい痛みや合併症を起こさず、後遺症も残らないように処置できるからです。

何か不安な症状を覚えたら、すみやかに皮膚科を受診しましょう。

＊26 **肋間神経痛**――肋骨に沿った神経が何らかの原因で痛む症状をいう。原発性と続発性に大別され、原発性は原因不明なものが多く、ストレスや疲労、不自然な姿勢が関係していると考えられている。続発性は、水痘・帯状疱疹ウイルスや肋骨骨折、脊椎の変性、がんなど、原因が特定される。

＊27 **坐骨神経痛**――坐骨神経痛は、何らかの原因で坐骨神経が圧迫されて、お尻から太ももの裏側、ふくらはぎにかけて痛みやしびれが生じる。悪化すると、足に力が入らなくなったり、歩行困難になることもある。

＊28 **ウイルス抗原検査**――水疱内容物や皮膚の擦過物を採取して、その中にウイルスなどの異物（抗原）が侵入しているかを調べる検査。

不安があるなら皮膚科へ！

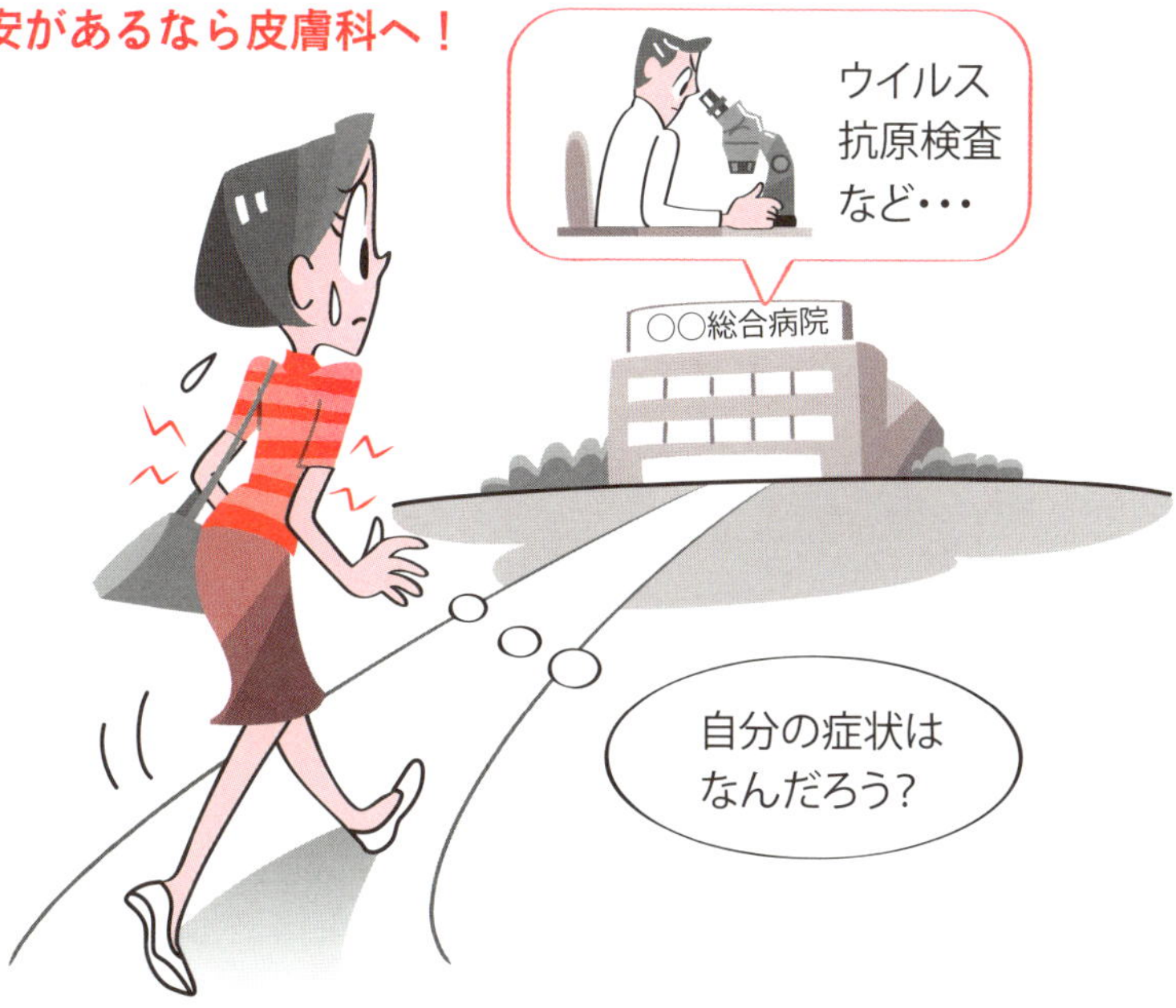
ウイルス
抗原検査
など・・・
○○総合病院
自分の症状は
なんだろう?

第3章

帯状疱疹の治療と予防

帯状疱疹の治療で大切なことは、早めに対処することです。ウイルスの増殖をいかに抑えるかが、症状が重症化するか、後遺症が残るかに影響します。

治療の基本は薬物療法

◆早期に「抗ウイルス薬」の服用を

帯状疱疹の治療では、ウイルスの増殖を抑える「抗ウイルス薬」と、発疹や水ぶくれなどの「皮膚症状」を改善する「抗炎症薬」や「抗生物質」などが併せて処方されます。

抗ウイルス薬は、ウイルスを殺すことはできませんが、水痘・帯状疱疹ウイルスの増殖を抑え、神経の炎症を防ぐ効果があります。

ヘルペスウイルスは、自身のDNAをコピーして増殖しますが、抗ウイルス薬はそのDNAの合成を妨害することで、ヘルペスウイルスの増殖を防ぐのです。このため、帯状疱疹の治療では、抗ウイルス薬を早めに使用することが大切です。

抗ウイルス薬は、発疹などが現れてから3日以内に服用する必要があるとされています。症状にかかわらず、7日間飲み続けなければなりません。その間に痛みなどの症状が消えても、医師の指示どおりに飲み続けることが大切です。

抗ウイルス薬は、帯状疱疹の治癒を早めたり、痛みを緩和させたりするだけでなく、早期に投与すれば後遺症である帯状疱疹後神経痛の予防にも効果的です。

帯状疱疹の患者さんに抗ウイルス薬と、薬としての効果のないプラセボ（疑似薬）を服用してもらった調査では、抗ウイルス薬を服用した患者さんが帯状疱疹後神経痛に移行する割合は、プラセボを服用した患者さんの半分だったと報告されています。

◆症状によってはほかの治療薬も

抗ウイルス薬以外の薬物療法としては、ウイルスの増殖によって起きる疼痛に対しては、抗炎症鎮痛剤を服用します。それにより炎症を鎮め、痛みを抑えます。帯状疱疹では、痛みを抑えることも帯状疱疹後神経痛に移行させないために重要なのです。

通常は抗ウイルス薬の内服薬での治療になりますが、重症の場合や、高齢者、免疫低下をともなう基礎疾患がある人などは入院して抗ウイルス薬の点滴静注を行い、炎症を鎮めます。

さらに、水ぶくれの状態になると、抗生物質の軟こうなどの外用薬を塗布して、水ぶくれへの細菌感染を防ぎます。水ぶくれが悪化し、潰瘍になってしまっているときは、潰瘍治療薬を貼布します。

特に症状が激しく、痛みがひどかったり、麻痺があるときは、ステロイド薬の内服、点滴静注をして、炎症を抑えます。

次項からは抗ウイルス薬と併用して行われる薬物療法について説明していきます。

また、次頁には帯状疱疹の進行に応じた投薬例をまとめましたので、参考にしてください。

2．膿疱期

膿疱期以降は、病変部からウイルスはほとんど検出できなくなる

種類	薬品 （薬剤一般名）	効果
抗ウイルス薬	バラシクロビル、 ファムシクロビル	ウイルスの増殖防止
鎮痛剤	アセトアミノフェン	鎮痛・下熱作用
抗てんかん薬	プレガバリン	神経障害性疼痛
抗生物質	ゲンタマイシン軟こう	細菌感染の予防・治療
咳止め薬	リン酸コディン	鎮痛作用

3．かさぶた期・潰瘍期

種類	薬品 （薬剤一般名）	効果
抗ウイルス薬	バラシクロビル、 ファムシクロビル	ウイルスの増殖 防止
鎮痛剤	アセトアミノフェン	鎮痛・下熱作用
抗てんかん薬	プレガバリン	神経障害性疼痛
抗生物質 外用感染治療剤	ゲンタマイシン軟こう、 スルファジアジン銀クリーム	細菌感染の予防・治療
じょくそう・ 皮膚潰瘍治療薬	塩化リゾチーム軟こう、 ブクラデシンナトリウム	皮膚組織の修復
咳止め薬	リン酸コディン	鎮痛作用

4．細菌感染を合併している場合

種類	薬品 （薬剤一般名）	効果
抗生物質	セフェム系抗生物質 （セフポドキシムプロキセチル）	細菌感染の治療

※ジェネリック医薬品が使われることもあります

帯状疱疹の進行（症状）に応じた薬の処方例

1．紅斑期または水疱期

①軽症～中等症　通常外来での治療。以下のものから組み合わせて処方

種類	薬品（薬剤一般名）	効果
抗ウイルス薬	ファムシクロビル、アシクロビル、バラシクロビル	ウイルスの増殖防止、早期投与により帯状疱疹後神経痛の予防
鎮痛剤	アセトアミノフェン	鎮痛・下熱作用
抗うつ薬	塩酸アミトリプチリン **※保険適用外**	ひどい痛みへの鎮痛消炎、神経麻痺の治療
ステロイド薬	プレドニゾロン、ベタメタゾン	おだやかな鎮痛・鎮静作用、神経麻痺の治療
咳止め薬	リン酸コデイン	鎮痛作用
その他	ビタミンB_{12}、ウフェナマート軟こう、アシクロビル眼軟こう	皮膚炎の治療、視神経などでのヘルペス増殖の防止

②重症または免疫不全者　入院し、点滴による治療

種類	薬品（薬剤一般名）	効果
抗ウイルス薬	アシクロビル点滴静注用、ビダラビン点滴静注用	ウイルスの増殖防止
鎮痛剤	アセトアミノフェン、リン酸コディン	鎮痛・下熱作用
ステロイド剤	プレドニゾロン	ひどい痛みへの鎮痛消炎、神経麻痺の治療

※痛みが激しい場合は、神経ブロック（80頁参照）を併用

Column

抗ウイルス薬の効きめの話

帯状疱疹の治療は、抗ウイルス薬を服用することが基本です。

薬は服用すると、体の中でまず胃、腸などの消化管から吸収され、肝臓で活性化してから血液の流れにのって全身に送られることで、患部に薬の成分が届けられます。薬の血中濃度は時間とともに下がっていくので、再び薬を服用することで、消化、吸収し血中濃度を上げます。

アシクロビル（ゾビラックス）は、帯状疱疹の治療の抗ウイルス薬としてよく使われる薬剤なのですが、消化管からの吸収効率がよくないという欠点があります。そのため、アシクロビルで十分な効果を得るためには、1日に5回服用する必要があるのです。

これを改善したのが、バラシクロビル（バルトレックス）で、アシクロビルにバリンを付加したもので血液の中でアシクロビルに変化します。1日3回の服用で効果を発揮します。

ファムシクロビル（ファムビル）は、比較的新しい薬です。ファムシクロビルには、服用して一度上がった細胞内の濃度が、下がりにくいという特徴があります。これは、薬の効きめが長時間続くことを意味します。

アシクロビルが、服用して1時間ほどで、細胞内の濃度が服用直後の半分程度になるのに対し、ファムシクロビルは10時間も保たれるのです。

※（　　）は商品名

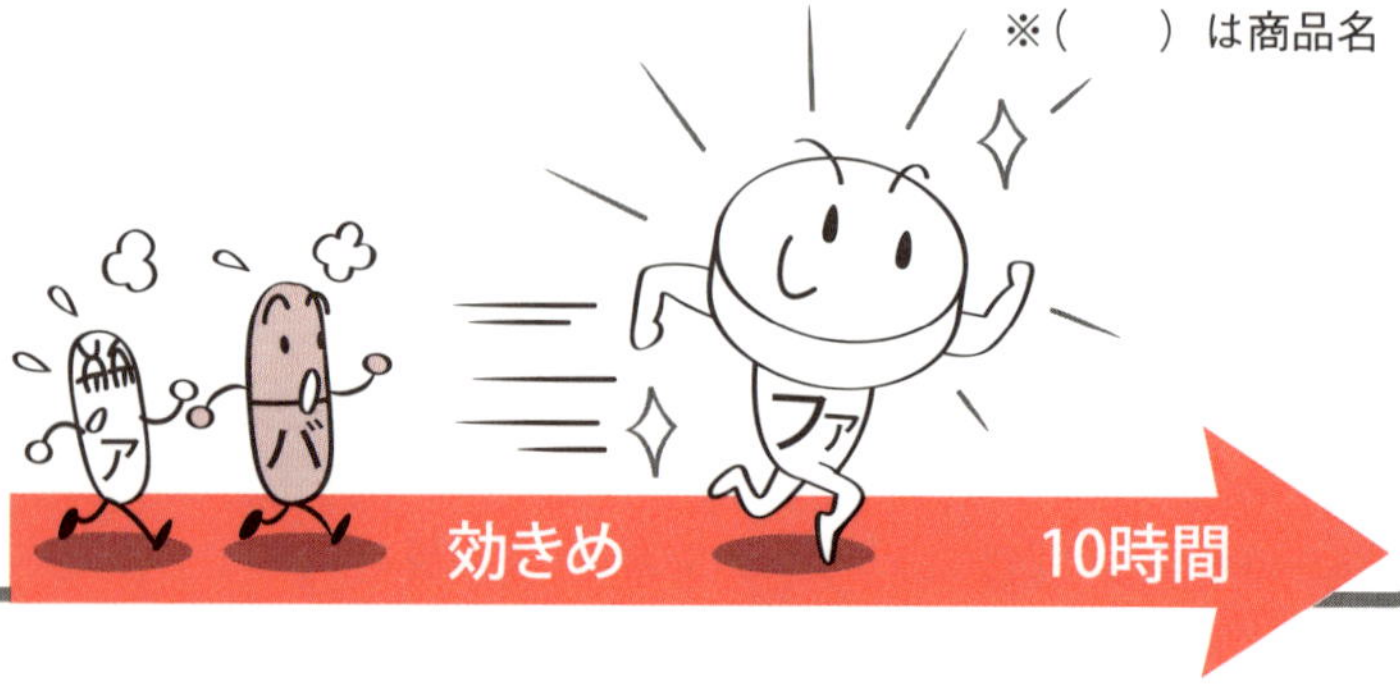

帯状疱疹の痛みを止める治療

◆鎮痛作用が高いものの使用は慎重に

帯状疱疹の治療では、抗ウイルス薬と併用して、炎症を鎮め、痛みを抑えるために、副腎皮質ホルモン薬（ステロイド）を使う場合があります。

帯状疱疹の症状は痛みから始まることが多いのですが、疱疹が出たあとは痛みが強くなる傾向があり、耐え難いほど激しくなる場合もあります。この痛みを取り除くことも、帯状疱疹の治療では大切です。

ステロイドは、強い抗炎症作用があるため、疱疹が出たあとの強い痛みにも有効です。また、「ラムゼー・ハント症候群」（55頁）などの合併症の予防や治療にも効果を発揮します。

しかし、治療にステロイドを処方すると、抵抗感を覚える患者さんもいます。〝ステロイド＝副作用〟というイメージが未だに残っているせいかもしれません。なかには、処方されたステロイドの服用を自己判断でやめてしまう人もいるのです。

その効果の高さに加え、抗ウイルス薬との併用で、使いやすくなったという事情もあります。

たしかに以前、ステロイドには、体の免疫力を下げる作用があり、重症の帯状疱疹では、水痘・帯状疱疹ウイルスをかえって活発化させてしまう恐れがあるために注意が必要でした。しかし、現在では抗ウイルス薬でウイルスの増殖を抑えることができるようになったため、痛みを取るために不安なくステロイドが使えるのです。

また、ステロイドはどうしても……という患者さんには非ステロイド性の鎮痛消炎薬を帯状疱疹のときに処方する医師もいます。

しかし、非ステロイド性抗炎症薬にも副作用があります。血流量が減少したり、血管内皮細胞の修復を遅らせたりすることがあり、胃潰瘍やそのほかの合併症を引き起こす恐れがあります。

帯状疱疹の鎮痛薬としてよく使われる非ステロイド性抗炎症薬は、アセトアミノフェンです。これは、欧米諸国で古くから使用されていた鎮痛薬です。しかし、それ以外の非ステロイド性の鎮痛薬は、慎重に投与する必要があるのです。

ステロイドに限らず、薬は効果もあれば、必ず副作用もあるものです。医師は、症状をはじめ、患者さんの体質などを考えたうえで、薬を処方しているのです。

薬の名前だけで拒否反応を起こしたり、自己判断で薬をやめたりするのは、かえって治癒を遅らせることになります。

◆〝痛み〟を我慢すれば、更なる病気に

帯状疱疹の痛みは、ウイルスにより神経組織が傷つけられることで起きています。

そもそも〝痛み〟とは、感覚神経から脳など

の中枢神経に伝えられます。しかし、神経網は複雑に入り組んでいるため、交感神経や運動神経にも痛みの刺激が伝わります。

帯状疱疹の場合では、痛みの刺激を受けた交感神経や運動神経が興奮することで、血管の収縮や筋肉の緊張が発生します。その結果、帯状疱疹の患部がちょうど肩がこったような状態に陥るのです。

この状態になると、血液の流れが悪くなり、酸素の供給も減るため、患部の痛みはよりいっそう強くなります。

また、血液によって患部に届けられるはずの抗ウイルス薬などの成分も、なかなかいきわたらず、治療に要する時間が長くなってしまいます。

激しい痛みが長く続けば、神経組織はその刺激に耐えきれず、やがて変性を起こして、帯状疱疹後神経痛に移行しかねません。

帯状疱疹後神経痛になると、帯状疱疹が治ったあとも、長期にわたって痛みが継続することになります。

帯状疱疹の治療では、痛みを我慢せずに積極的に取り除くことが大切です。帯状疱疹後神経痛という病気を防ぐ意味でも、治療を長引かせず、症状を悪化させないことが重要です。

◆〝痛み〟の通り道を止める

帯状疱疹であまりにも痛みが強いときは、これまでに紹介した内服薬や外用薬を使った薬物療法では抑えられないことがあります。

そんなときに、使われるのが「神経ブロック」という治療法です。

神経ブロックとは、痛みを感じる神経組織やその周辺に、ブロック針という特殊な注射針を刺して局所麻酔薬を注射し、神経の働きを抑える方法です。

痛みを感じなくなることで、神経は刺激を脳に送ることもなく、しばしの休息をすることができます。

また、痛みで緊張していた患部周辺の血流もよくなり、症状の改善へとつながります。

神経ブロックには、1回ごとに針を刺す「単回法」と、細いカテーテルを使って持続的に薬を注入する「持続法」の2つがあります。

神経ブロックの施術には専門技術が必要ですので、必ず麻酔科やペインクリニックで受けてください。痛みが激しいときには、主治医と相談のうえ、適切な医療機関を紹介してもらいましょう。

神経ブロックで神経の働きを抑える

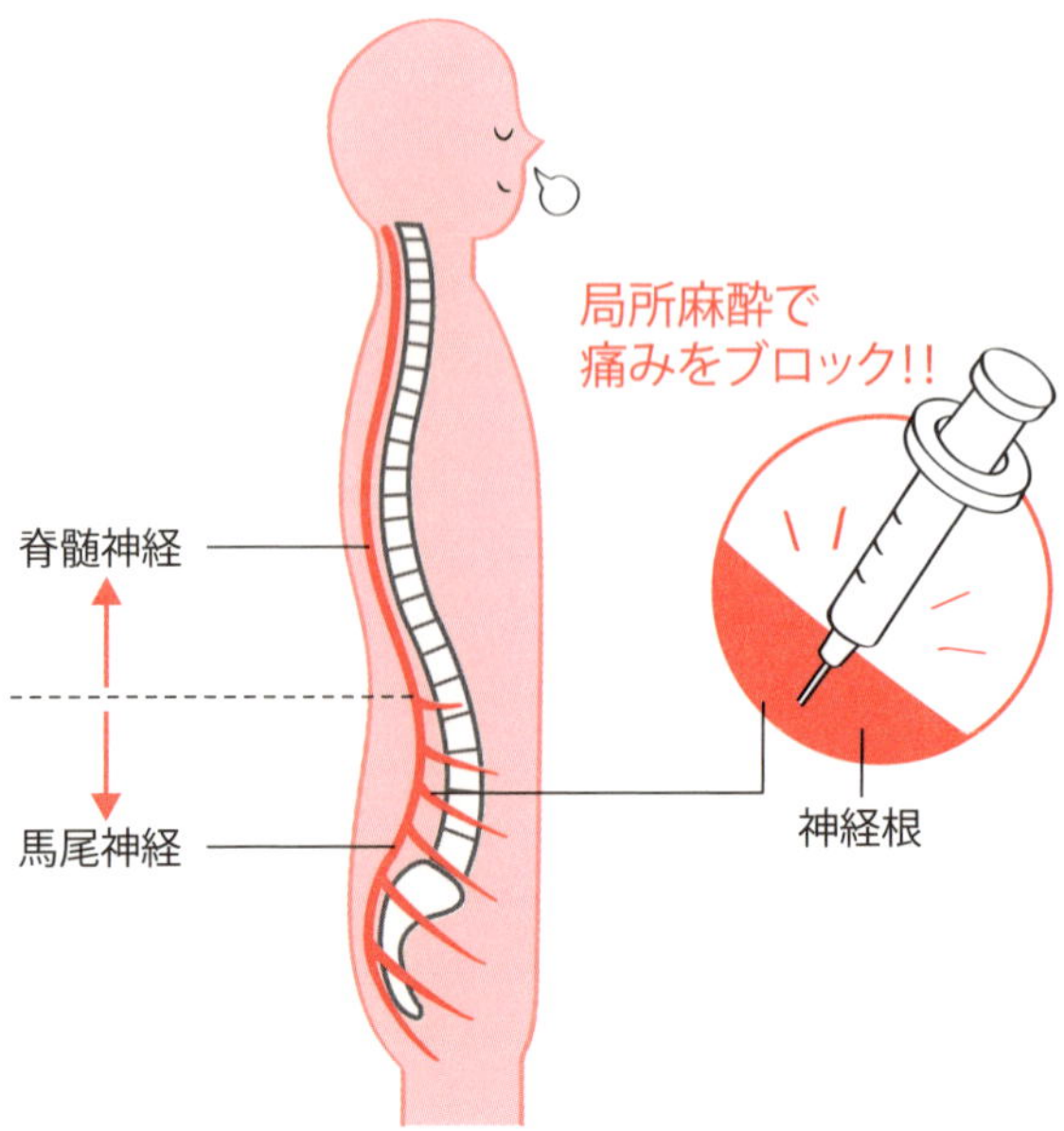

◆重症化の恐れがあるときは入院を

帯状疱疹は、通常は外来での治療ですが、入院が必要となるケースがあります。

入院が必要とされる症状は、おもに「病変が広範囲」にわたったり、「大きく黒ずんだ水疱」や「全身に水ぼうそうのような発疹」があるときです。

これらの症状は、体の免疫力が非常に低くなっているため、通常は1つの神経の支配領域だけで活動するはずの水痘・帯状疱疹ウイルスが、全身に拡大しているときに生じます。即入院して、抗ウイルス薬の点滴による治療を受ける必要があります。

また、激烈な痛みや重い合併症がある場合にも、入院での治療が必要になる場合があります。

Column

おじいちゃんの帯状疱疹で孫が水ぼうそうに

帯状疱疹は、通常ほかの人にうつることはありません。というのは、帯状疱疹とは自分の体にすでに潜伏していた水痘・帯状疱疹ウイルスが再活性化したものであり、他人のウイルスが原因ではないからです。

しかし、帯状疱疹のときにできる水疱の中には、たくさんの水痘・帯状疱疹ウイルスが存在しています。大部分の大人は、すでに水痘・帯状疱疹ウイルスに対する免疫を持っているので問題ありませんが、水ぼうそうにかかったことのない乳幼児などがこの水疱に触れると、水ぼうそうにかかる恐れがあります。おじいちゃんが帯状疱疹にかかり、それから2週間ほどして孫が水ぼうそうになった……ということは実際にあるのです。

● 入院が必要な帯状疱疹 ●

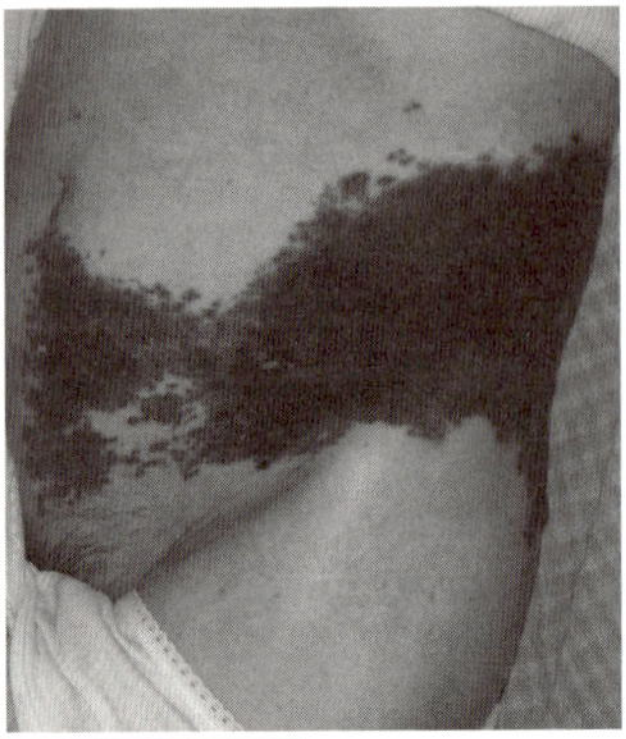

重症帯状疱疹
広範囲に皮疹が分布し、紫斑をともなうもの

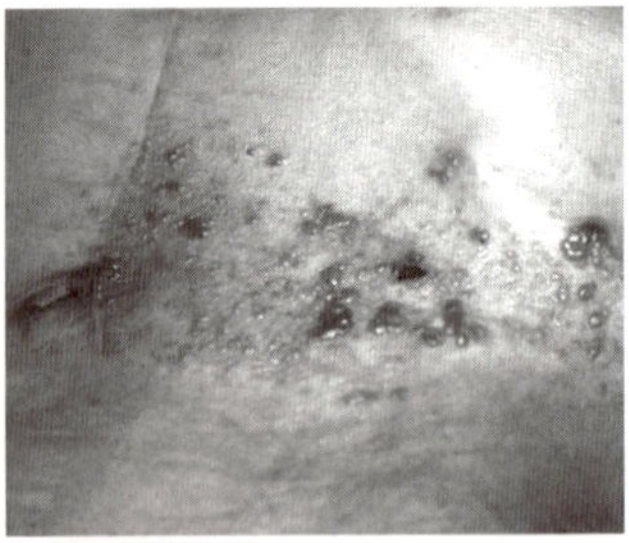

大きな水疱
周囲に発赤がないもの

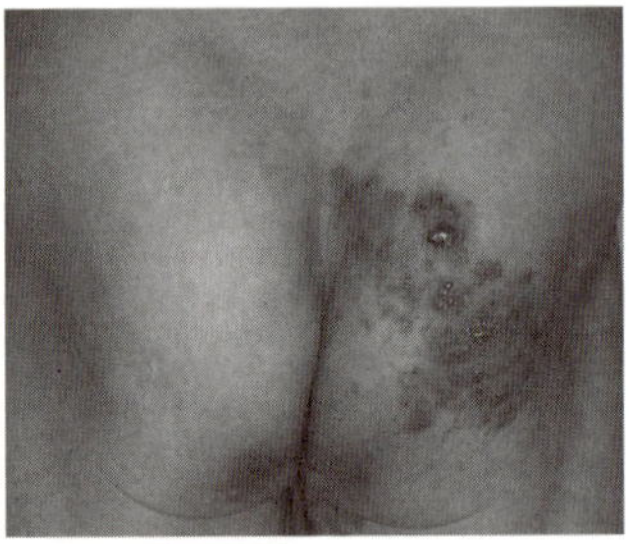

重症帯状疱疹
神経支配領域全体に病変があり大きな水疱や血疱がある

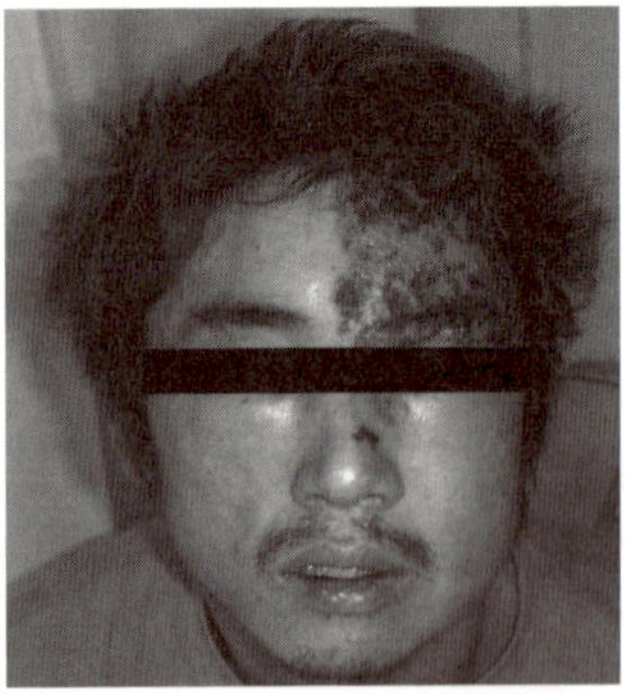

帯状疱疹合併症としての脳炎
激しい頭痛、高熱、意識障害をきたす場合。脳炎を合併

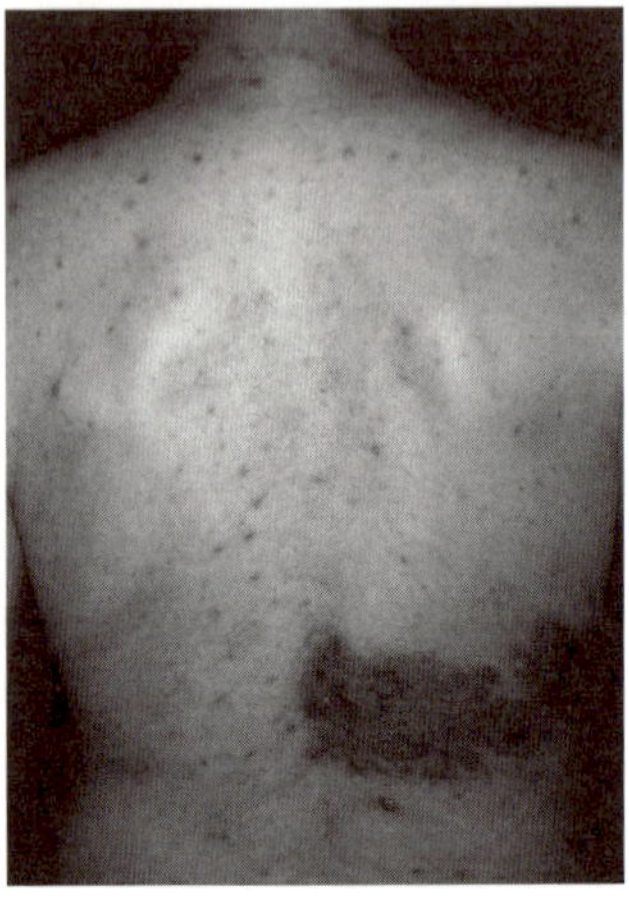

帯状疱疹＋水痘の形を取るもの
帯状疱疹出現後４、５日で全身に散布疹が水痘様に出現するもので汎発性帯状疱疹と呼ぶ。免疫の低下した状態で見られる

帯状疱疹の予防はワクチンで

◆年齢を考慮しながらワクチン接種を

帯状疱疹の症状はつらく、治療も抗ウイルス薬を一定期間飲み続けなければなりません。一度罹患するとなかなかやっかいな病気ですが、帯状疱疹はワクチンで予防が可能です。

ワクチンとは、インフルエンザ予防のときによく耳にしますが、感染症を予防するために用いる医薬品のことです。現在、日本に帯状疱疹専用のワクチンはないのですが、水ぼうそうの予防のための〝水痘ワクチン〟は、帯状疱疹の予防にもなります。帯状疱疹は、水痘・帯状疱疹ウイルスに対する免疫が弱くなり、ウイルスを抑え込むことができなくなったときに発症するものだからです。

新生児や子どものころにかかった水ぼうそうなどに、水痘ワクチンの接種をすることで〝水痘・帯状疱疹ウイルス〟に対する免疫を獲得しますが、それも年月がたつにつれて少しずつ衰えていきます。そして、20年ほどたつとウイルスの再活動を許すほど弱体化し、帯状疱疹を発症しやすくなるのです。それが、60頁で説明したように、20代と50代以降です。

つまり、20歳前後と50歳前後および70歳前後で水痘ワクチンを接種すれば、帯状疱疹を予防できる効果が高いということです。

また、ワクチンの接種を受けておけば、体の抵抗力が落ちるなどして帯状疱疹を発症したときも、症状が軽くすみます。帯状疱疹後神経痛の予防にもなります。

ただ、成人への水痘ワクチンの接種は、健康保険の対象外で、費用はすべて自己負担になります（乳幼児については46頁参照）。

特に、帯状疱疹の予防のために水痘ワクチンの接種が勧められるのは、50代からです。

60代では約80％の人に、水痘・帯状疱疹ウイルスに対する免疫の減少が見られるという報告があります。60歳を超えると帯状疱疹にかかりやすくなっているというわけです。高齢になると体の抵抗力が落ちてくるため、帯状疱疹にかかると治りにくく、また帯状疱疹後神経痛に移行しやすくもなります。

また、20代も社会に出て忙しく働き始める時期なので、疲労やストレスなど帯状疱疹の要因も増えます。また、女性は、出産時に帯状疱疹にかかると、赤ちゃんにうつしてしまう心配もあります。

そこで上述したように20歳、50歳、70歳前後での水痘ワクチンの接種が、帯状疱疹を予防するための節目として挙げられることになるのです。

自分のライフスタイルや人生設計など考えたうえで、一度帯状疱疹を予防するためのワクチン接種を考えてみてください。

● ライフスタイルで水痘ワクチン接種を考える

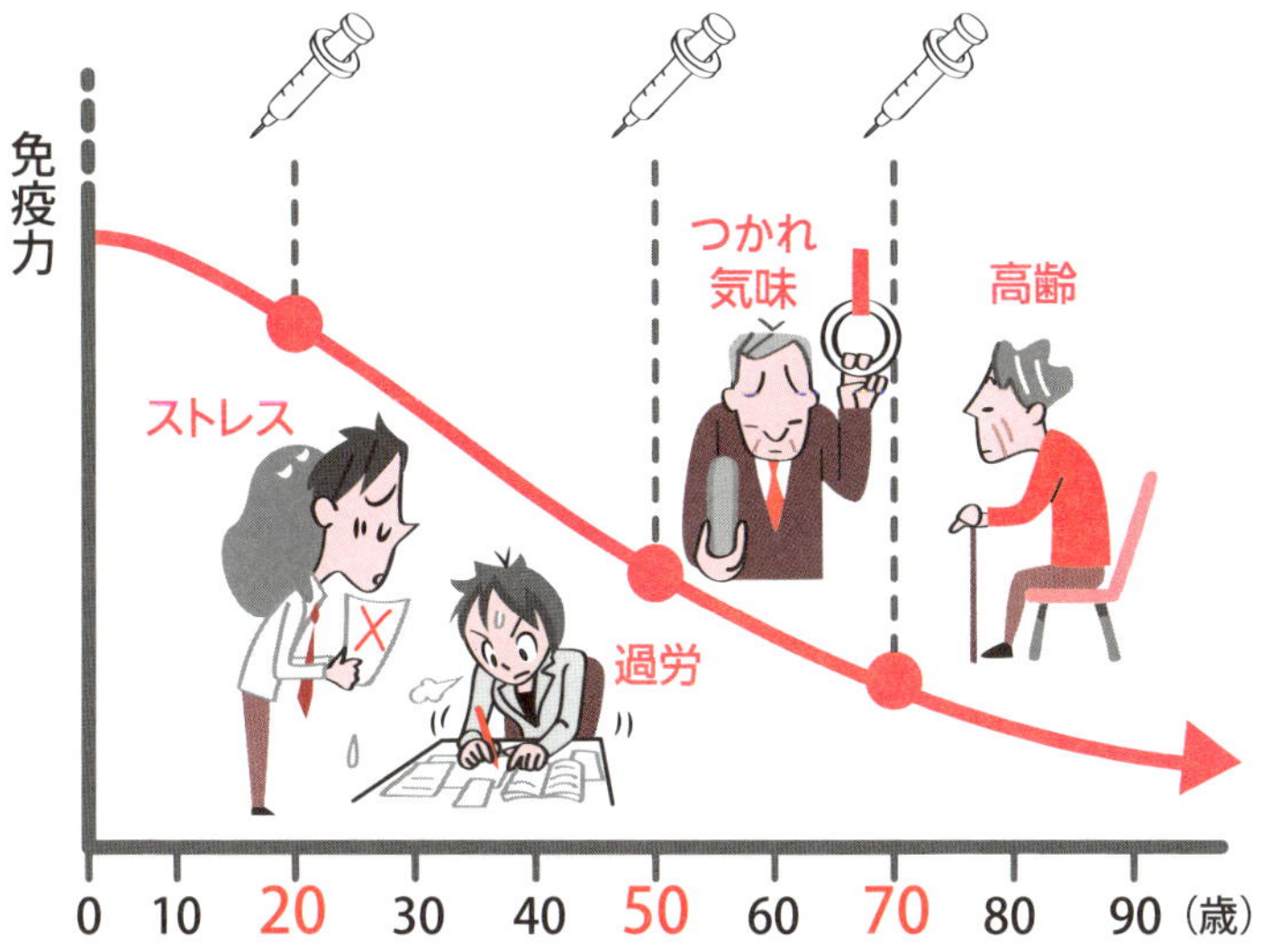

Column

海外では、帯状疱疹ワクチンで防いでいる！

現在、日本に帯状疱疹の予防としての帯状疱疹ワクチンはありません。帯状疱疹を水痘ワクチンで予防することも、まだまだ認知されていない状況です。

しかし、ＥＵやアメリカでは帯状疱疹ワクチンが認可され、予防接種が推奨されています。そのほかにも、世界の 30 カ国以上の国で、帯状疱疹の予防に専用のワクチンが使われています。

日本では、帯状疱疹ワクチンの治験がこれから始まる段階です。

欧米で使われている帯状疱疹ワクチンが、日本人の開発した水痘ワクチンをもとに作られたことを考えると、皮肉な状況かもしれません。

● 帯状疱疹と間違えやすい皮膚疾患 ●

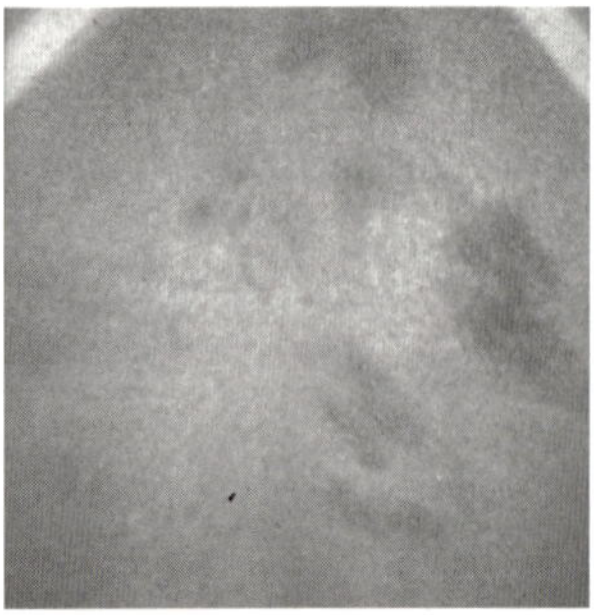

海水浴後の単純疱疹

軽い痛みで、潰瘍を形成することはない

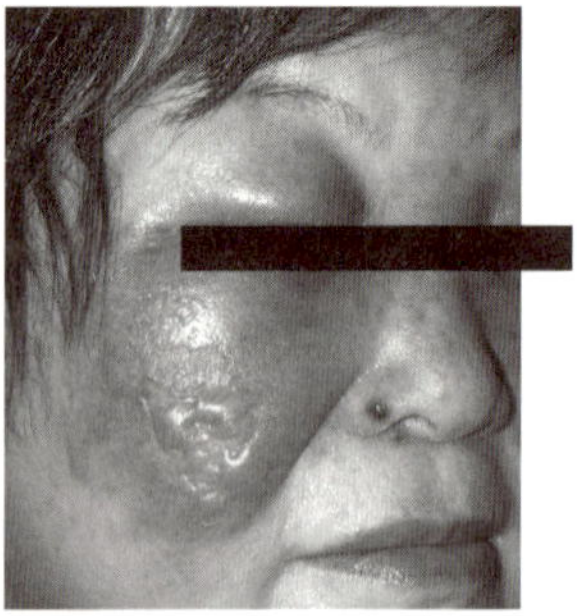

丹毒

境界がはっきりした腫れで、疼痛が著明である。
分布が神経支配領域と異なる

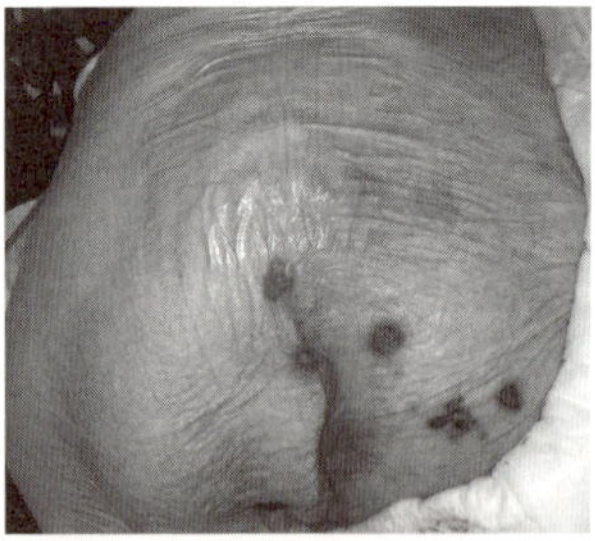

免疫不全者の単純疱疹

ウイルス分離・ウイルス抗原の検査により鑑別する

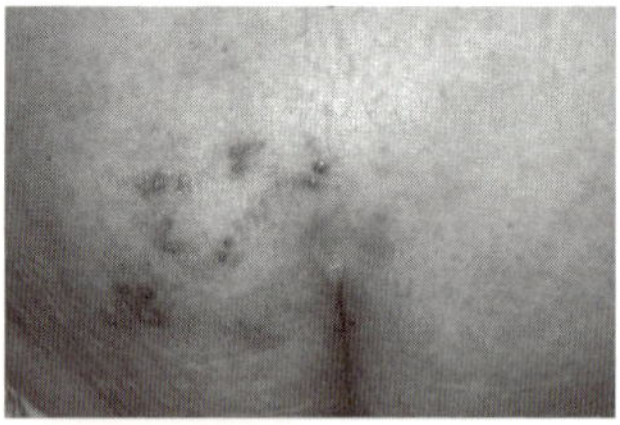

単純ヘルペス

疼痛は軽いが、鑑別は、ウイルス分離・抗原検査による

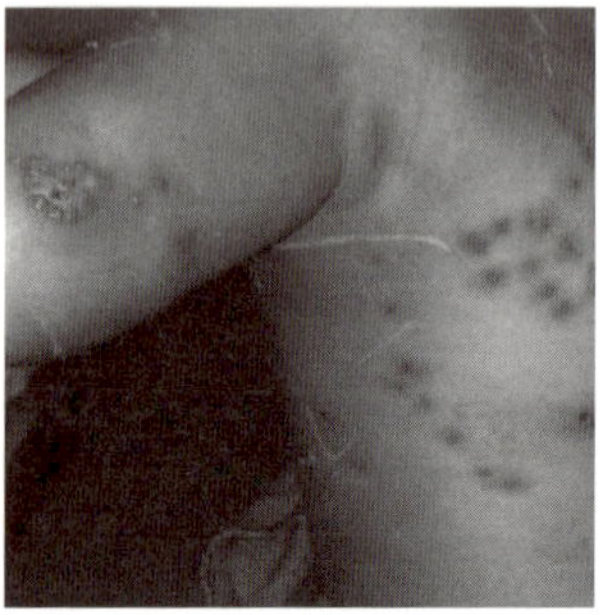

毛虫皮膚炎

毛虫に刺されて発症する。痒みが強い

第4章

帯状疱疹後神経痛の治療とケア

帯状疱疹が治ったあとも、長く続く痛みが帯状疱疹後神経痛。皮膚がきれいになっても、痛みだけがしつこく続く、やっかいな病気です。

帯状疱疹が治っても続く痛み

◆皮膚がきれいになっても神経痛が残ることも

「治ったはずなのに、痛みがなくならない——」

「風が吹いただけでも痛い」

せっかく帯状疱疹が治ったのに、そんな悩みが続いてしまうのが、「帯状疱疹後神経痛」(postherpetic neuralgia：ＰＨＮ)です。

帯状疱疹の痛みは、発疹など皮膚症状が出る前から感じるものですが、発疹や水ぶくれが治るころには消えます。

ところが、一部の患者さんは皮膚症状がきれいに治ったあとでも、痛みを訴えます。しかも、それが数カ月から数年も続いてしまうのです。医学的には、帯状疱疹が発生してから3カ月以上続く痛みは、帯状疱疹後神経痛と定義されています。

帯状疱疹の痛みと帯状疱疹後神経痛の痛みは、重なる時期もあるので明確な線引きはできませんが、帯状疱疹の〝ヒリヒリ〟〝ズキズキ〟という痛みと違い、帯状疱疹後神経痛の痛みは〝うずくような痛み〟であることが多いようです。また、〝ピリピリ〟と焼けるような痛みが続くと訴える人もいます。

痛みの程度も症状が軽い人では、皮膚に何かものが貼り付いているような違和感から、焼けつくような痛み、針で刺されるような痛みなどさまざまです。痛みの強さが変化し、継続的に痛むのも特徴です。

痛みを感じている部分の皮膚表面を触ってみると、感覚が鈍くなっていたり、しびれがあるように感じたり、その他の部位のように正しく触覚が働いていません。何もしないでいると痛みを感じるのに、つねっても痛くない、という場合もあります。

さらに、本来なら痛みを感じない程度の刺激で、鋭い痛みを感じる「アロディニア」[*29]（異痛症）になる患者さんもいます。アロディニアになると、風が吹いただけでも痛い、着ている衣服で肌がこすられるだけでも痛いという状態になってしまいます。

もう1つ、帯状疱疹後神経痛の特徴として、何かに集中しているときや、夜眠っている間は、痛みを感じないという点が挙げられます。

日中仕事をしている間や、就寝中などは痛みを感じないケースが多いので、家族や周囲の人からは、「〝痛い〟といっても、たいしたことないのでは……」と誤解されやすく、患者さんへの無理解につながるケースも見られます。ところが、患者さん本人は、仕事で一息ついたときや、家庭でリラックスしたときなどに激しい痛みを覚えることから、精神的、体力的に苦痛を強いられることも少なくありません。

帯状疱疹後神経痛の痛みは、通常は3～6カ月の間に少しずつ改善し、治癒します。しかし、長くかかる患者さんでは、5年、10年と痛みが続くケースもあります。

◆60歳以上で約半数の人に痛みが残る

帯状疱疹の患者さんの約3％～15％ぐらいの人が帯状疱疹後神経痛になるといわれています。帯状疱疹後神経痛に移行しやすいのは、60歳以上の高齢者と、帯状疱疹の初期症状が重症な人です。

第2章（60頁）で20代で帯状疱疹にかかる人が多いと説明しましたが、それぐらい若い人では痛みが残ることはほとんどありません。

それに対して、60歳以上で帯状疱疹にかかった人では、発症から約1カ月で皮膚症状はほとんど治癒するものの、半数近くの人たちがまだ

◆年齢別――帯状疱疹後神経痛頻度（6カ月後の疾病残存率）

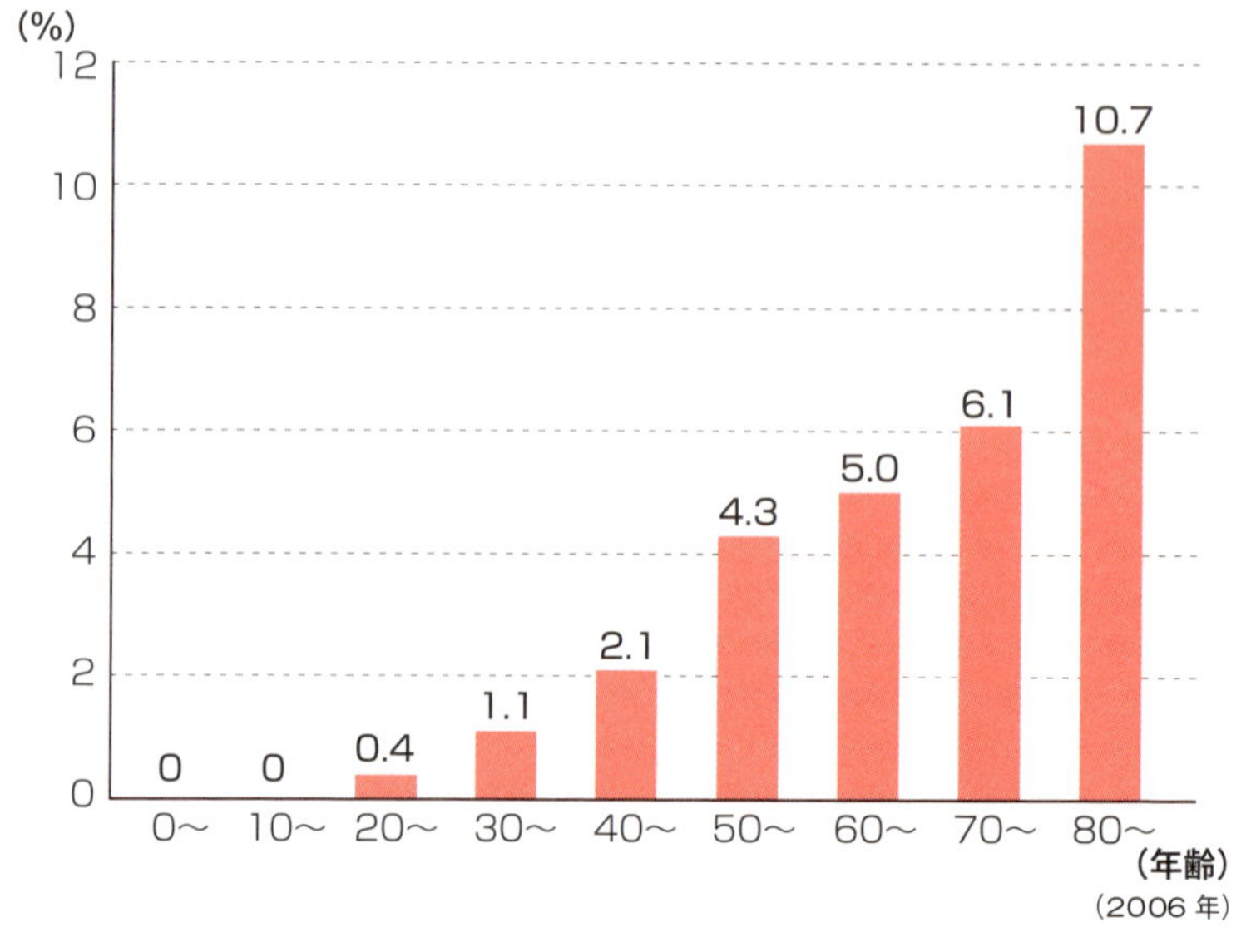

痛みを訴えるといいます。さらに、3カ月後でも25％、6カ月後でも5％の人に痛みが残っているのです。

帯状疱疹から帯状疱疹後神経痛に移行させないためには、帯状疱疹の痛みをすみやかに取り除くことが肝心です。特に、高齢者は抗ウイルス薬での早めの治療が必要になります。

◆なぜ、痛みが続くのか

それではなぜ帯状疱疹の皮膚症状が癒えても、痛みが続いてしまうのでしょうか。

皮膚がきれいに治ることからもわかるように、痛みの原因は皮膚の表面ではなく、その内側の神経にあります。帯状疱疹によって感覚神経が炎症を起こすことで、神経細胞や神経線維が何度も傷つけられ、結果、患部およびその周辺の神経が変性してしまったからです。

実際に、帯状疱疹にかかったあとに亡くなれた人を解剖すると、帯状疱疹患部の神経節にある神経細胞が減少していたり、神経線維の減少や繊維化（硬くなる）が見られました。そして、一度変性してしまった神経は、なかなか回復しないため、痛みが長く続いてしまうのです。

また、高齢者以外でも、帯状疱疹で痛みの強かった人、皮膚の症状がひどかった人などが帯状疱疹後神経痛を発症しやすいことがわかっています。

痛みが強いのも皮膚の症状がひどいのも、ウイルスがより活発に活動したことで、重症の炎症が起きていた結果なので、神経が損傷を受ける確率が高くなるわけです。

帯状疱疹の治療開始時期や、痛みを取り除くための治療の有無などが、その後の帯状疱疹後神経痛の発症頻度を大きく左右します。

帯状疱疹後神経痛にとって大切なのは、帯状疱疹にかかったら、できるだけ早くに治療を受けること。症状の進行を止め、神経を変性させないことが重要です。

◆損傷を受けた太い神経は本来の機能が損なわれる

帯状疱疹後神経痛が、なぜ強い痛みをともなうのかは「疼痛抑制機能（ゲートコントロール）の異常」で説明できます。

人の体に張り巡らされた末梢神経は、木の枝のように何本にも分岐をくり返し、先にいけばいくほど細くなります。

神経はもともと脳の中枢神経が延びて、全身に広がっています。中枢神経の近くにある太い末梢神経は、体の関節の状態などの情報を脳に送っています。例えば、階段を上がるとき、片足に重心がのってもバランスが崩れないのは、太い末梢神経から脳に送られた情報をもとに、脳が判断して全身の筋肉へ指令を送り、コントロールしているからです。

一方、太い末梢神経から枝分かれした細い末梢神経は、痛みの情報を伝える役割を担っています。痛みの情報は、細い神経から太い神経に伝えられ、さらに脳に送られています。

ところが、太い神経は何らかの緊急事態が発生したときには、細い神経との情報交換するゲート（門）を閉じてしまうことができます。これが疼痛抑制機能（ゲートコントロール）です。

例えば、スポーツの試合中にケガをしても、痛みを忘れて動き回れるのは、疼痛抑制機能が働いているからです。

ところが、帯状疱疹後神経痛では太い神経が損傷して、ゲートを閉める機能が故障していると考えられています。そのため、常に痛みが脳に伝えられてしまうのです。

また、痛みを抑制するゲートが閉まりにくくなっているため、痛み止めなどの薬の効果があまり上がらなくなっていることも、この病気のやっかいな点です。

＊29 **アロディニア**——ふだんは痛みと認識しない微小刺激が、とても痛く認識される感覚異常。

Column

帯状疱疹と命の危険

帯状疱疹と命の危険——。あまり結びつかないかもしれませんが、多くの患者さんを診るなかで、帯状疱疹は命の危険を知らせるサインだという実感があります。

実際に、「仕事で忙しい時期だった」「免疫に影響する薬を服用した」などの理由があるわけではないのですが帯状疱疹を発症した患者さんには、人間ドックで検査をすることをお勧めしています。それは、帯状疱疹を発症した領域にガンの疑いがあるからです。

帯状疱疹はその部位の免疫力が下がっているから発症したのです。つまり、本来なら免疫機能によって排除されるガン細胞が、その部位で増殖している可能性もあるということです。

帯状疱疹後神経痛の治療

◆薬で痛みをコントロールする

帯状疱疹後神経痛の治療は、痛みをコントロールすることを目的とします。

ところが、帯状疱疹後神経痛の難しいところは、先に述べたとおり疼痛抑制機能の低下などで、鎮痛薬が効きにくくなっていることです。

そこで、治療は、「痛みをなくす」ことではなく、「痛みを軽減させる」ことに重点が置かれています。

具体的には、薬の服用、局所的な痛みを抑える神経ブロック（79頁～）、痛み止め軟こうなどを組み合わせて、痛みをコントロールしていきます。

患者さんによって、痛みの状況は異なります。そこで、医師は患者さんごとに効果的な治療法を組み合わせながら、治療を進めていきます。

帯状疱疹後神経痛のおもな薬物療法は次のとおりです。

●服用による治療

①抗うつ薬（塩酸アミトリプチリンなど）

痛みを取り除くために、塩酸アミトリプチリン（商品名＝トリプタノール）などの抗うつ薬を使います。

患者さんのなかには処方薬を調べて、「自分は心の病気なのか？」と不安に思う人もいますが、うつ症状の改善ではなく、痛みを取り除くことがおもな目的です。

抗うつ薬などの抗精神薬には、脳の中のカテコールアミンという物質を増やす働きがあります。カテコールアミンには、痛みの刺激を緩和させる働きがあります。カテコールアミンが増えることによって、末梢神経から伝わってきた痛みが、感じなくなったり、軽くなったりします。

もともと、抗うつ薬ですので、帯状疱疹後神経痛の痛みによる気分の落ち込みから脱出する効果も望めます。気分が軽くなれば、疼痛抑制機能も働きやすくなり、痛みの軽減も期待できます。

塩酸アミトリプチリン（トリプタノール）は、日本ではうつ病の薬に分類されていますが、欧米では帯状疱疹の痛みを取る薬としても知られています。

ただ、うつ病ではないのに抗うつ薬を飲むと、かえって気持ちが暗くなり、うつ状態になる人もいます。人によって作用の仕方が違うので、よく注意して使う必要があります。

ほかに、カルバマゼピンというてんかん薬は、三叉神経痛[*30]に効果があります。三叉神経に帯状疱疹後神経痛が発生した場合、その痛みを取るために使用することもあります。

② 鎮痛薬（アセトアミノフェンなど）

アセトアミノフェン（カロナール）は、非ピリン系の鎮痛・解熱薬です。鎮痛作用は、やや弱いのですが、胃や腎臓への悪影響が非常に少ないので、よく使われます。

③漢方薬（桂《けい》枝《し》加《か》朮《じゅつ》附《ぶ》湯《とう》、抑肝散《よくかんさん》）

神経痛、関節炎、リウマチなどに使われる漢方薬を使います。

④塩酸メキシレチン

不整脈治療剤の塩酸メキシレチン（メキシチール）をピリピリした痛みや、触っただけでビリッとくる痛みがあるときに使用します。保険の適応外です。

⑤抗けいれん薬

神経が過剰に興奮するのを抑える作用のあるプレガバリン（リリカ）、ガバペンチン（ガバペン）（保険適応外）を使います。

⑥オピオイド鎮痛薬

さまざまな痛みに安定した効果が期待できます。トラマドール塩酸塩（トラマール）（トラムセット®配合錠）。（リン酸コディン）、（デュロテップ）。

●局所の痛みを抑える療法

①カプサイシン、アスピリン、硝酸イソソルビドなどの外用薬

炎症や痛みを抑える作用のあるアスピリン、

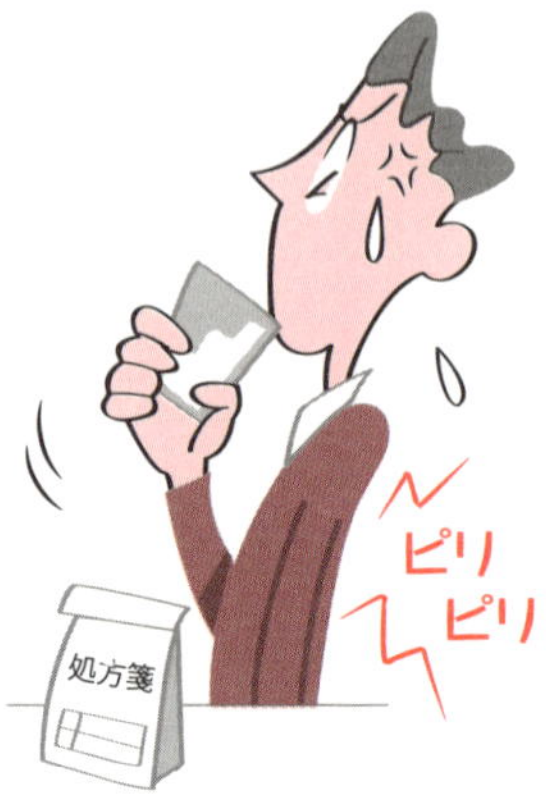

硝酸イソソルビドなどの軟こうや湿布薬など。カプサイシンはトウガラシの主成分で、痛みの刺激をやわらげます。キシロカインゼリーなど局所麻酔薬の軟こうも使用します。

②神経ブロック

神経やその周辺に、特殊な注射針で局所麻酔薬を注入して、痛みの刺激が伝わるのをブロックします（79頁〜参照）。

③イオントフォレーシス

局所麻酔薬や抗炎症薬を皮膚表面から電気的に浸透させる治療法です。

皮膚に薬を吸収させたプラスとマイナスの電極を貼り、微量の電流を流します。深部まで成分が浸透する、注射のような痛みがない、といったメリットがあります。ただし、帯状疱疹後神経痛治療における健康保険は適用されていません。

④低出力レーザー

近赤外線レーザーを患部に照射して、損なわれた神経に刺激を与え、神経ブロックに近い効果を得ます。針などを体に刺さないので、神経ブロックと比べて、患者さんの精神的な負担が軽くなるのが利点です。

＊30　**三叉神経痛**——脳につながる三叉神経から発せられる痛み。顔側面にビリッとした痛みが走るのが特徴。

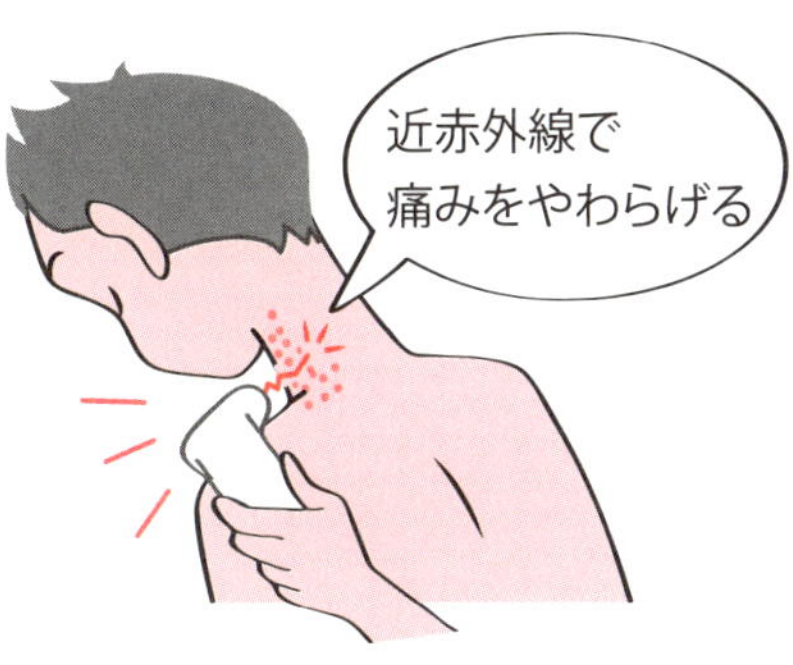

痛みを軽くするコツ

◆痛みを恐れず活動的に

痛みがあるときは、何をするのもおっくうになりがちです。しかし、家で痛みを我慢していても、帯状疱疹後神経痛から解放されるわけではありません。むしろ、「痛みを気にかけない」「痛みを忘れる」という意識を持つことが肝心です。

帯状疱疹後神経痛の痛みは、ときに〝服を着る〟〝歩く〟といった何気ない動作ですら、つらくなる場合があります。

しかし、そこで怖がって活動範囲を狭めてしまうのではなく、どんな動作なら大丈夫なのか、どうしたら痛みをコントロールできるのかということなどを考え、少しずつでも動いてみることが大切です。

スポーツやゲームなど、自分が楽しいと思えることに集中しているときは、痛みを感じにくくなります。仕事や趣味、外出、旅行など、自分が没頭できる時間をなるべく多く持つようにしましょう。漢方薬や鍼、灸など、自分が「痛みが軽くなる」と思える療法を探してみるのもよいかもしれません。

活動時間を増やしていけば、単に気分転換になるだけでなく、疼痛抑制機能も働いて、痛みを感じる時間が短くなっていきます。段々とできることが増え、活動範囲も広まり、いつしか痛みを感じなくなっていた、というのが帯状疱疹後神経痛の典型的な治り方です。

今ある痛みはずっと続くものではない、と信じて、少しずつ痛みを減らす努力をしていきましょう。

なお、帯状疱疹後神経痛では、痛みを感じる場所を冷やすのはよくありません。逆に温めて血行をよくすると痛みが軽くなります。ゆっくり入浴したり、カイロや湯たんぽなどを利用して温めるとよいでしょう。稀ですが、逆に、冷やすと痛みがやわらぐ患者さんもいます。

帯状疱疹は温めて痛みを軽減させる

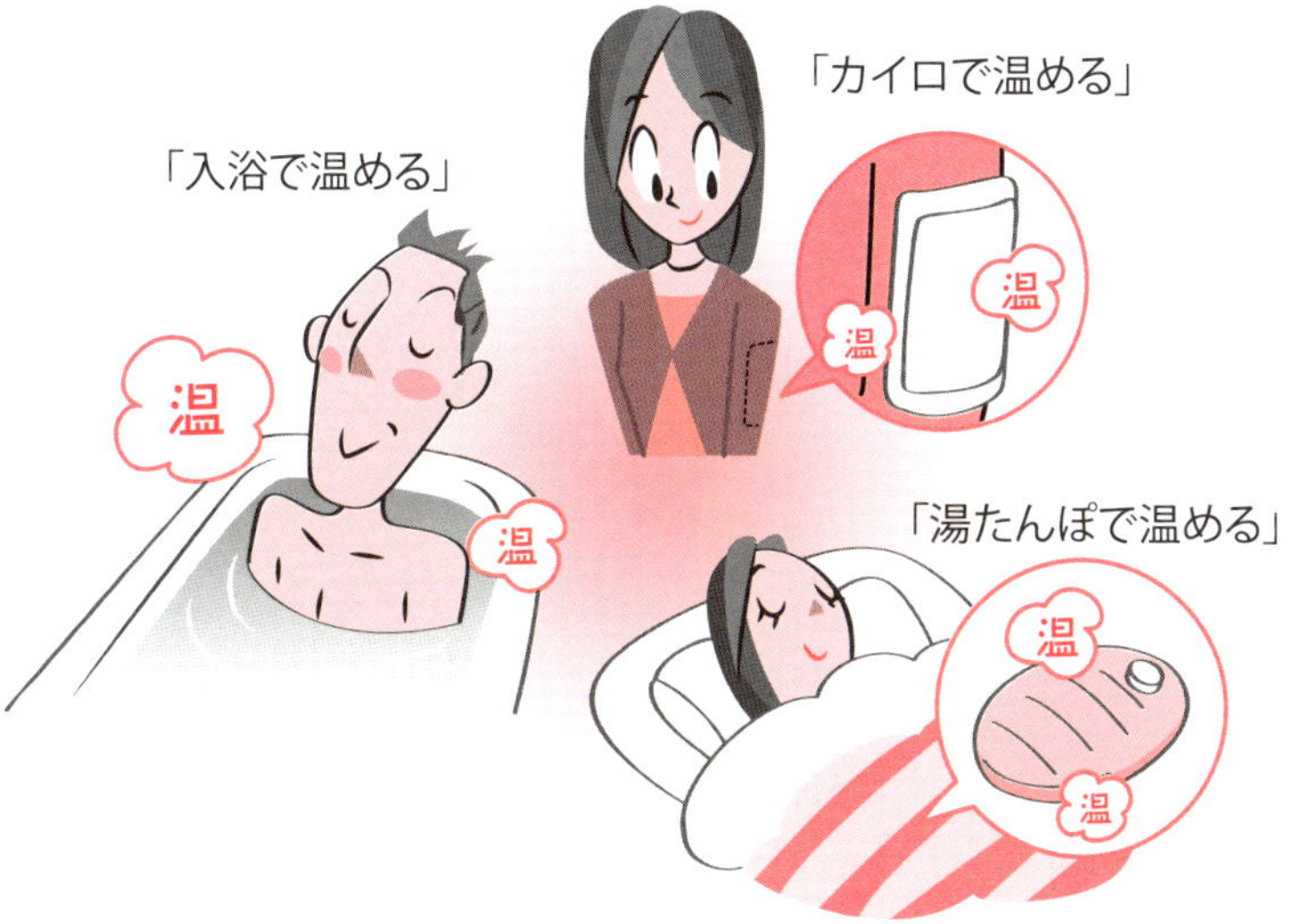

第5章

単純ヘルペスとは、どんな病気か
―病気の特徴から治療まで―

ヘルペスウイルスの感染で発症する単純ヘルペス。症状の出方はさまざまですが、完治することがなく再発をくり返す、やっかいな病気です。

単純ヘルペスは再発する病気

◆一度感染するとウイルスは死滅しない

〝ピリピリ〟という痛みを感じたあとに、小さな水ぶくれがたくさんできる――。このように、皮膚表面の水ぶくれやただれに痛みをともなうのが、単純ヘルペスの典型的な症状です。

症状が現れる場所によって、「口唇《こうしん》ヘルペス」「歯肉《しにく》ヘルペス」「顔面ヘルペス」「上肢ヘルペス」「性器ヘルペス」というように区別されます。

単純ヘルペスは、単純ヘルペスウイルス（ＨＳＶ）に感染して起きる病気です。

第1章でも説明したように、単純ヘルペスウイルスは、帯状疱疹の原因となる水痘・帯状疱疹ウイルスと同じヘルペスウイルスの仲間です（16頁参照）。

単純ヘルペスを起こすウイルスには、単純ヘルペスウイルス1型（ＨＳＶ－１）と単純ヘルペスウイルス2型（ＨＳＶ－２）があり、型によって潜伏する場所や症状に違いがあります（25頁参照）。

単純ヘルペスで、最もやっかいなのは、〝再発をくり返す〟ことです。

単純ヘルペスウイルスは、一度感染すると死滅することがなく、症状が治まったあとでも、遺伝子の形で感覚神経の神経節に潜伏します。そして、過労やストレス、病気など、体調の変化をきっかけに再活性して、再び水ぶくれなどの症状を引き起こすのです。

単純ヘルペスは、かぶれなどほかの皮膚疾患と間違えられやすいため、病院の受診・治療が遅れることも少なくありません。治療が遅れるとその間に、人に感染させてしまう可能性もあるので、早期発見できるよう正しい知識を持つことが肝心です。

また、単純ヘルペスのなかで、最も数が多いのは口唇ヘルペスです。日本人では、10人に1人がかかっているという報告もあります。

口唇ヘルペスは、水ぶくれができているとき

皮膚粘膜の単純ヘルペスウイルス感染症の臨床病型とウイルス型

(1982-2004) n=1788

臨床病型	症例数	HSV-1	HSV-2
歯肉口内炎	26	24	0
カポジ水痘様発疹症	206	202	3
口唇ヘルペス	487	455	0
顔面のヘルペス	230	220	4
耳・頭部のヘルペス	10	10	0
ヘルペス性ひょう疽	70	36	20
躯幹・上肢のヘルペス	45	27	9
急性型性器ヘルペス	105	71	34
再発型性器ヘルペス	329	17	265
恥丘・肛囲のヘルペス	24	4	19
陰嚢のヘルペス	4	0	4
殿部のヘルペス	140	6	121
下肢のヘルペス	41	1	34

※ n= 調査対象人数

は、キスや口をつけたグラス経由などでも感染します。また、頬ずりで感染することもあり、特に単純ヘルペスウイルスに免疫のない赤ちゃんは危険なので（118頁参照）、口唇ヘルペスが発症している場合、注意が必要です。

◆初感染では自覚症状が薄いことも

単純ヘルペスは、通常それほど症状が重くない病気です。しかし、初めて感染したときは、まだ体内に単純ヘルペスウイルスに対する免疫がないため、症状が強く出る場合があります。

通常はウイルスに感染して4〜7日で、感染した部位に発疹や水ぶくれが現れます。皮膚症状だけでなく、感染部位に近いリンパ節も腫れて痛みをともなったり、全身の発熱やだるさ、頭痛などがあることも少なくありません。治癒するまでに2〜4週間程度かかります。

しかし初感染で無症状だったり、わずかな発疹や違和感程度で治癒してしまう人もいます。本人に単純ヘルペスにかかったという自覚がないままウイルスを保有していることになるので、気づかないうちにほかの人に感染させてしまう可能性があります。

単純ヘルペスの再発は、比較的穏やかな症状で推移します。皮膚に現れる症状は、ぽつんと赤い発疹が出る程度から、水ぶくれがやぶれてじくじくするもの、帯状疱疹のように水ぶくれや発疹がたくさん現れる場合など、さまざまです。

◆体調の変化でウイルスは動き出す

再発は、単純ヘルペスウイルスが再び増殖するために起きるのですが、ウイルスが再活性するきっかけとして多いのは、次のような要因です。

ウイルスが動き出すきっかけ

①発熱
②紫外線
③性交渉
④過労やストレス
⑤歯科治療

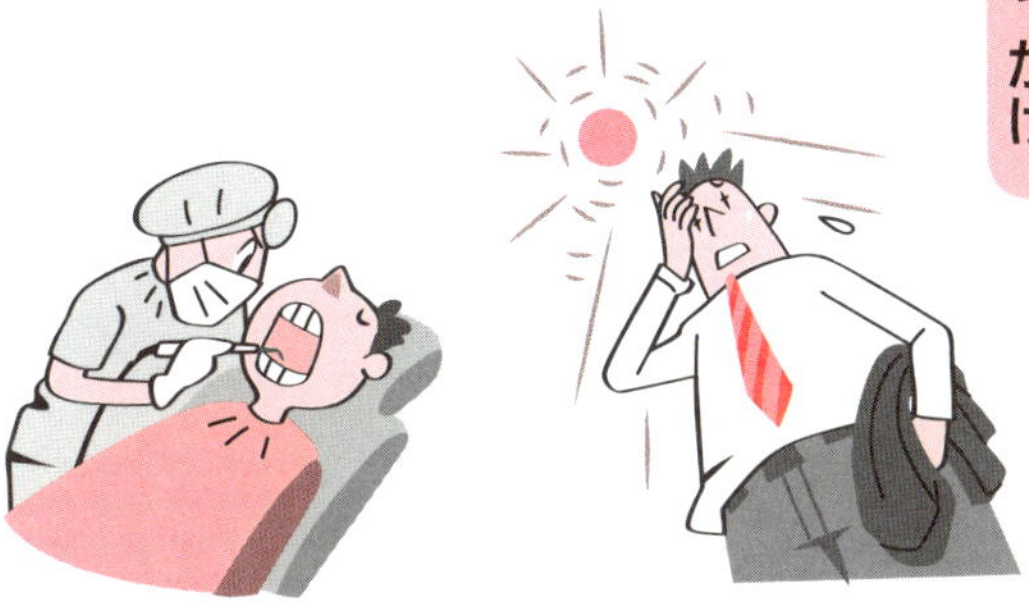

①の〝発熱〟や、③の〝性交渉〟、④の〝過労やストレス〟は、これらによって体の免疫力が低下するため、ウイルスを抑えられなくなったことが原因として生じます。

②の紫外線は皮膚がダメージを負うことで免疫力が下がり、結果ウイルスが再活性するきっかけを与えてしまうわけです。山や海などでの夏のレジャーや冬のスキーなどは、強い紫外線を浴びることになるので注意が必要です。

⑤の歯科治療では、注射や神経を抜いた刺激で、ウイルスが再活性してしまう場合があります。

①〜⑤以外にも胃腸障害や時差がきっかけになったり、しみ治療や脱毛に使われるレーザーが神経を刺激して、単純ヘルペスが再発することもあります。

ウイルスにはどのように感染するか

◆ウイルスは患部の皮膚と粘膜にいっぱい！

単純ヘルペスウイルスは、皮膚表面に起きた水ぶくれの中や口腔内と陰部の粘膜の中でも増殖する、感染力が非常に強いウイルスです。

皮膚にできた水ぶくれやただれなどの患部に触れると、手指や物などにウイルスが感染します。つまり、安易に症状がある患部に触れることはもちろん、患者さんが使った食器やタオルなどをほかの家族がそのまま使うと、感染する危険があります。

ただし、ウイルスに汚染されたものに触れても、皮膚が健康な状態であれば、皮膚には細菌やウイルスなど、外部から侵入しようとしてくるものに対して、バリアする機能があるので、感染は起こりません。

注意が必要なのは、ウイルスに触れた人の皮膚に傷や湿疹があったり、アトピー性皮膚炎などで皮膚が荒れていれば、皮膚のバリア機能が働かないため、ウイルスが侵入してくる危険があるのです。

また、口腔内や陰部にある粘膜にいるウイル

● ウイルスが感染しやすい日常の行為など

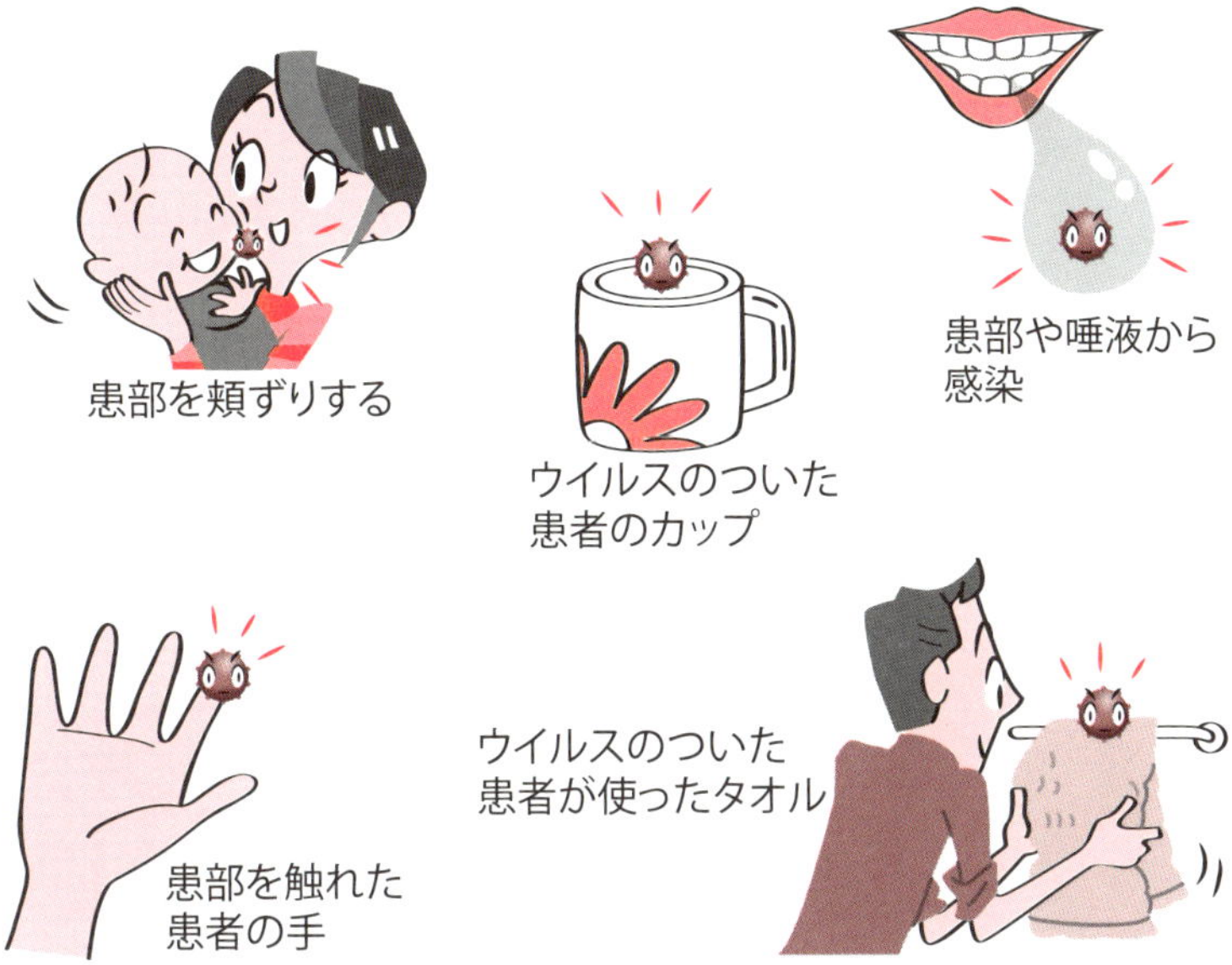
患部を頬ずりする
ウイルスのついた
患者のカップ
患部や唾液から
感染
患部を触れた
患者の手
ウイルスのついた
患者が使ったタオル

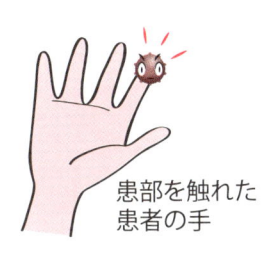

スの場合は、口の中や性器に傷などのない健康な状態であっても、粘膜同士の接触で、たやすく感染してしまいます。

つまり、口唇ヘルペスの症状がある人とのキス、性器ヘルペスの症状が出ている人とのコンドームを使わない性交渉などは、互いの粘膜同士を直に接触させることになり、感染のリスクが高まるということです。

また、初感染後1年間は無症状の再発もあり、患者さん本人は感染している自覚もなく、自分がウイルスを出していることに気がつかないことがあります（無症候性ウイルス排泄）。

1型ウイルスと2型ウイルスの違い

◆潜伏する部位が異なる

単純ヘルペスウイルスには、2つの型があり、症状が出る場所などに違いがあります。

初感染のときには、1型2型にかかわらず体のどこにでも感染し、そこで発疹、水ぶくれなどの症状を起こします。しかし、1型と2型では、潜伏する神経節が違うため、再発するときの場所が異なるのです。

単純ヘルペスウイルス1型(HSV－1)は、三叉神経の神経節に潜伏することの多いウイルスです。三叉神経は脳から眼神経、上顎神経、下顎神経へとつながっているので、1型ウイルスが再発するときには、その支配域である、顔面を中心とした上半身に症状が出ることがほとんどです。

単純ヘルペスウイルス2型(HSV－2)は、腰仙骨神経の神経節に潜伏し、その支配域である、性器など下半身に症状が出ます。

2型ウイルスは、1型ウイルスに比べ、症状は軽いことが多いのですが、再発の頻度が高いという特徴を持っています。

● 単純ヘルペスウイルス・1型と2型の違い

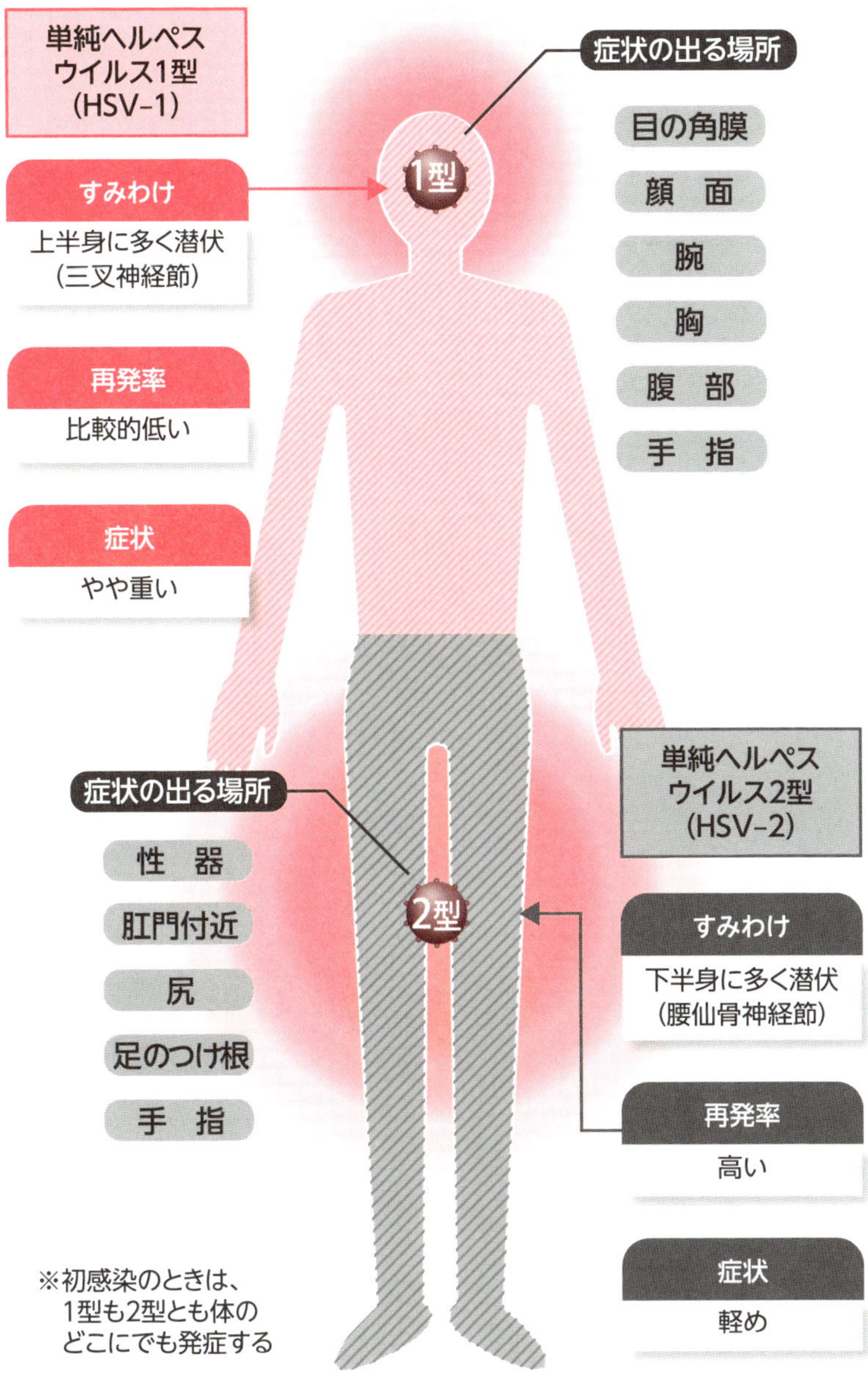

単純ヘルペス1型は、かつては幼児のころに感染することが多かったのですが、近年では成人になってからの感染が増えています。

◆感染を広げる恐れがある性行為

2型ウイルスは、おもに性行為で感染します。性交渉の若年化や性交渉相手の多数化、経口避妊薬（ピル）の普及によるコンドームの使用率の低下などの影響で、感染が増加しています。

また、感染が増加する原因は、最初に単純ヘルペスウイルスの1型と2型、どちらのウイルスに感染したかにもかかわります。

まず、1型ウイルスに感染している人は、2型ウイルスにも感染しますが、2型に感染している人は、1型には感染しづらい傾向がありま す。

問題は、2型ウイルスに感染した場合、前述したように症状は比較的軽く、なかには無症状の人がいるということです。

無症状の人は痛みも皮膚に水ぶくれもないため、「自分が単純ヘルペスだ」という自覚がありません。ところが、唾液や性器の粘膜には増殖したウイルスが存在しており、性行為などでパートナーを感染させてしまうのです。

単純ヘルペスウイルス2型に感染している人の70％は、無症状の単純ヘルペスだと考えられています。

また、無症状の人が保有するウイルスは、すべて無症状になるということはなく、うつされた人には症状が出ます。

Column

免疫を持っている人がなぜ減っているのか？

もともと単純ヘルペスはごくありふれた病気であり、単純ヘルペスウイルスは普通に生活している私たちのまわりにたくさん存在しています。

単純ヘルペスウイルスに初めて感染する年齢はさまざまで、その発症する部位も人によってまちまちですが、かつては1～4歳の間に単純ヘルペスウイルス1型に感染する人がほとんどでした。またその症状も、一部の子どもはヘルペス性歯肉口内炎を起こすものの、ほとんどの子どもははっきりとした症状を示さない、不顕在感染と呼ばれるタイプの感染でした。つまり、いつの間にか感染し、症状が出ないまま、いつの間にか治癒してしまうため、本人も知らないうちに単純ヘルペスウイルスへの免疫を持つことになっていたのです。

ところが最近、急激に単純ヘルペスウイルスへの免疫を持っている人の割合が減ってきています。はっきりした理由はわかっていませんが、どうやら衛生観念の発達が単純ヘルペスウイルスへの感染の機会を奪っているようです。

例えば授乳時に乳首を消毒したり、泥遊びをいっさいさせないなど、過剰なまでの清潔志向などによって、幼いころにウイルスに感染する機会を得られず、その結果免疫を持たないまま成人する人が増加しているのです。

昭和33年ころには、9歳の時点でおよそ50%の人が単純ヘルペスウイルスに感染した経験を持っているといわれていました。しかし現在では単純ヘルペスウイルス1型・2型を合わせても、30歳代でようやく感染経験者が50%弱といった、低い割合になっています。

単純ヘルペスの再発頻度

◆個人差が大きい再発頻度

単純ヘルペスにかかった患者さんを悩ませるのは、再発をくり返すことです。

個人によって再発の頻度は異なりますが、再発頻度を左右すると見られる要素は、2つあります。

1つめは、ウイルスの型です。

単純ヘルペスウイルス1型の再発頻度は、2・14回／年、それに対して単純ヘルペスウイルス2型は、9・34回／年です。つまり、ヘルペスウイルス2型のほうが圧倒的に高いということです。特に、ヘルペスウイルス2型で発症する性器ヘルペスは、最も再発しやすい単純ヘルペスです。

もう1つの再発頻度の要素は、性別です。

単純ヘルペスウイルス1型の再発頻度は、女性で2・1回／年、男性で2・2回／年。一方、単純ヘルペスウイルス2型の再発頻度では、女性が7・2回／年、男性12・3回／年です。単純ヘルペスウイルス2型では、男性は月に1回ほどの割合で再発をくり返していることになり

男女別、単純ヘルペスウイルスの再発頻度

	男性	女性
単純ヘルペスウイルス1型	2.2回	2.1回
単純ヘルペスウイルス2型	12.3回	7.2回

※回数は1年当たりの再発平均回数（1991年）

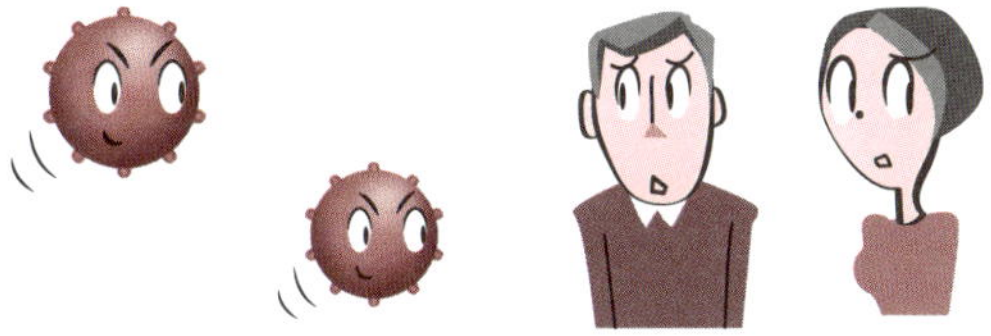

ます。

また、女性の場合、生理前の「生理前緊張期」に単純ヘルペスを再発しやすいことがわかっています。生理前には、性ホルモンの影響で、ウイルスが活性化しやすくなるためです。

単純ヘルペスの再発ペースに個人差が生まれる理由については、体内に潜伏しているウイルスの量、免疫力の強さ、ウイルス株[*31]の違いなどが挙げられていますが、きちんと解明されたわけではありません。

単純ヘルペスにかかったあと、再発を何度もくり返すようなら、自分の再発頻度を把握して、早期受診を心がけてください。

＊31 **ウイルス株**——同じ型のウイルスでも、持っている遺伝子で性質が異なる。同じ遺伝子構造をもつウイルス群を「株」と呼ぶ。

性器ヘルペスは、ほかの性感染症のリスクを増大させる

◆性器ヘルペスの患部からほかの病原菌が侵入

単純ヘルペスが性器やお尻などに発症する性器ヘルペスは、性感染症の1つです。この性器ヘルペスにかかると、ほかの性感染症にも感染しやすくなるという問題があります。

性器ヘルペスは、再発しやすいという特徴を持っていますが、再発をくり返しているうちに、性器や性器付近の皮膚がただれたり、傷ついたりしてしまいます。このことにより、皮膚のバリア機能が壊されてしまうのです。

皮膚のバリア機能は、体に侵入しようとするウイルスなどを撃退する作用がありますが、この機能が正常に働かなくなるために、梅毒や淋病、クラミジア、エイズなどの性感染症にもかかりやすくなってしまうわけです。

また、エイズの人が単純ヘルペスに感染した場合、症状が重くなることもわかっています。

単純ヘルペスウイルスを抑え込むには、単純ヘルペスウイルス自体への免疫があるだけでなく、体全体の免疫機能が正常に働いている必要があります。エイズの人ではその免疫機能の働

きが落ちているのです。

また、性器ヘルペスにかかると、問題は本人だけにとどまりません。

エイズや梅毒、淋病などの性感染症にかかっている人が性器ヘルペスを発症した場合、水ぶくれや潰瘍部分のじゅくじゅくには、ヘルペスウイルスだけでなく、ほかの性感染症のウイルスや菌も多く含まれています。

つまり、性器ヘルペスを通じて、ほかの性感染症も感染させやすくなっているということです。アメリカでは、エイズの感染リスクを高めるもののひとつとされ、撲滅活動などの対策がとられています。

◆性の乱れが性感染症患者を増やす

しかし、アメリカの意識とは異なり、日本の場合は単純ヘルペス感染者が増加しています。男性では20歳代後半と中高年に増えているのに対して、女性の場合は20歳代が最も多く、15歳前後でも急増しています。また、女性は単純ヘルペス以外の性感染症の罹患率も高く、しかも感染患者の若年齢化が懸念されています。

若い人や女性の感染者増加は、単純ヘルペスの免疫を持っていない人が多いことと、性交渉の相手が複数いるケースです。そのため、簡単に性器ヘルペスに感染してしまうのです。

単純ヘルペスウイルスは、1型、2型にかかわらず、初感染なら体中どこにでも感染します。口唇ヘルペスを持っている人とキスをすれば、口唇ヘルペスになりますし、口唇ヘルペスの人とオーラルセックスで性器ヘルペスを発症することもあります。

妊婦と単純ヘルペス

◆胎児に与える影響は重大

単純ヘルペスウイルスを保有する女性が、不安に思うのが妊娠や子どもへの影響です。ここでは妊娠中から出産までと妊娠を希望する場合について、それぞれ見ていきましょう。

まず、妊娠中から出産までについてですが、単純ヘルペスは、妊婦が神経節に潜在的なヘルペスウイルスを持っているだけでは、胎児・新生児にはうつることはありませんが、発症していれば感染の危険があります。

単純ヘルペスウイルスの胎児・新生児への感染経路としては、胎内感染、出産時の産道感染、出産後の水平感染（頬ずり、キス、食べ物の口移しなど）があります。そのうち、胎内感染が5％、産道感染が85％を占めています。

胎内で単純ヘルペスに感染すると、胎児は髄膜炎を起こしたり、ときには重大な脳炎にかかり、命の危険をともないます。

また、産道感染は生まれてくる赤ちゃんが、産道を通るときなどに、母親の単純ヘルペスウイルスに感染してしまうものです。こちらも、

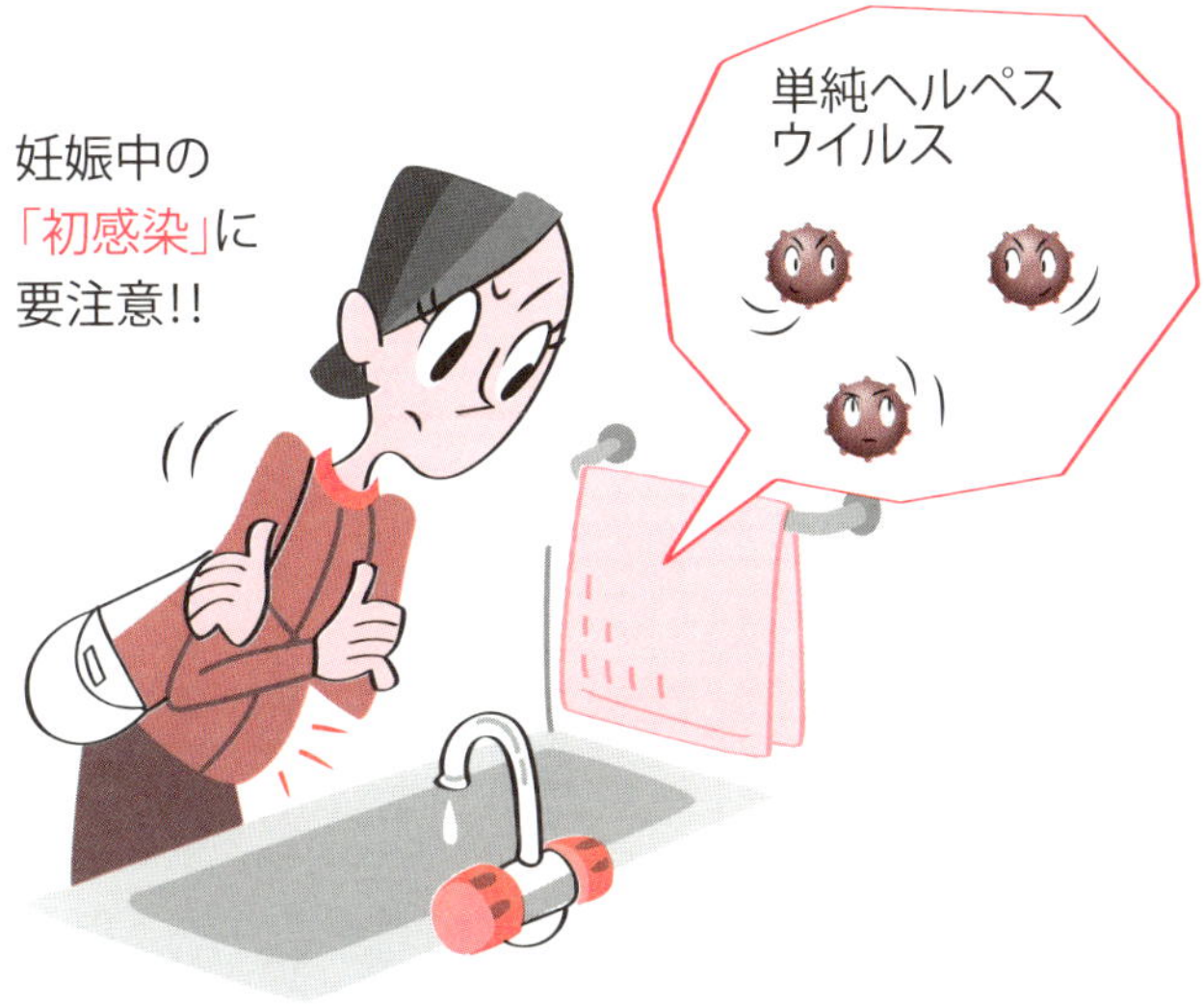
妊娠中の
「初感染」に
要注意!!
単純ヘルペス
ウイルス

脳などに、命にかかわる重篤な障害を生じる恐れがあります。このため、母親が出産直前の単純ヘルペスの感染もしくは再発をした場合は、赤ちゃんへの感染を防ぐため、帝王切開などの処置が必要になります。

次に、妊娠を希望する場合についてですが、患者さんのなかには性器ヘルペスと不妊の関係を心配する人がいます。しかし、症状が比較的重く現れる初感染以外は、影響することはありません。性器ヘルペスなどの再発をくり返すために、予防的に抗ウイルス薬を飲んでいる人は、薬の服用時期と妊娠行為について主治医に相談しましょう。

◆生後1カ月までの新生児は要注意

子どものころには、単純ヘルペスの中でも症状が比較的重い1型ウイルスに感染しても、軽くすむことが多いのです。

しかし、同じ子どもといっても、生後1カ月までの赤ちゃんは、病気に対する抵抗力がついていないため症状が重くなりやすく、とても危険なのです。

赤ちゃんは出産時に母親から感染してしまうケースと、出産後1カ月以内に、母親を含めた家族などから感染してしまうケースがあります。

生後1カ月以内に感染すると危険なため、病院によっては母親に口唇ヘルペスなどがある場合、出生した赤ちゃんを別室にして、母親に授乳をさせないところもあるほどです。

また、生後1カ月を過ぎた乳児でも、注意は必要です。特に、母親から免疫をもらっていない赤ちゃんが単純ヘルペスに感染すると、「ヘルペス性歯肉口内炎」を発症することがあります。この病気になると、口の中に水ぶくれができて痛いので、食欲が落ちてきます。また高熱をともなうこともあります。

赤ちゃんの単純ヘルペスは、口唇ヘルペスを発症している人が頬ずりしたり、口移しでものを食べさせたりと、好意からした行動で感染させてしまうことが多いので、注意しましょう。

単純ヘルペスとアトピー性皮膚炎の関係

◆感染しやすく、重症化しがち

アトピー性皮膚炎の人も、単純ヘルペスに注意が必要です。

アトピー性皮膚炎とは、〝アトピー体質〟という遺伝性の素因により、慢性的に皮膚炎をくり返してしまう病気です。皮膚が乾燥してカサカサし、強いかゆみをともなう湿疹が出ます。

アトピー性皮膚炎の人の皮膚は、バリア機能が正常に働いていないので、外界からの刺激に弱く、ウイルスや細菌が侵入しやすい状態になっています。そのため、単純ヘルペスにも感染しやすいのです。

また、アトピー体質の人は、細菌やウイルスなどを攻撃してくれる免疫機能が正常に働いていないため、単純ヘルペスウイルスの活動を抑える力が弱く、重症化しやすい傾向にあります。

初感染のときには、単純ヘルペスウイルスに対する免疫がないこともあり、特に重症化しやすく、命の危険がある場合もあります。

アトピー性皮膚炎の人が、単純ヘルペスに感染したときの症状としては、体や顔に水ぶくれが広範囲に現れ、ただれた状態（カポジ水痘様発疹症）になります。これは初感染時のみならず、再発時にも同じ症状が起こります。

アトピー性皮膚炎の症状が以前よりも強く出たり、広範囲になったときには、単純ヘルペスをはじめ、何らかのウイルスや細菌が原因かもしれませんので、すみやかに皮膚科などの医療機関を受診しましょう。

Column

カポジ水痘様発疹症

アトピー性皮膚炎の炎症が起きている皮膚や、やけどなどで皮膚がダメージを受けている人が、単純ヘルペスに感染すると、ウイルスの増殖を抑えることができず、症状がひどくなります。水ぶくれやただれが起き、どんどん広がってしまうのです。

これが「カポジ水痘様発疹症」です。

ひどいときは、顔や体の広範囲に症状が出てしまいます。重症になると入院の必要もあり、命の危険もある病気なので、早めに治療を受けることが大切です。

皮膚のバリア機能

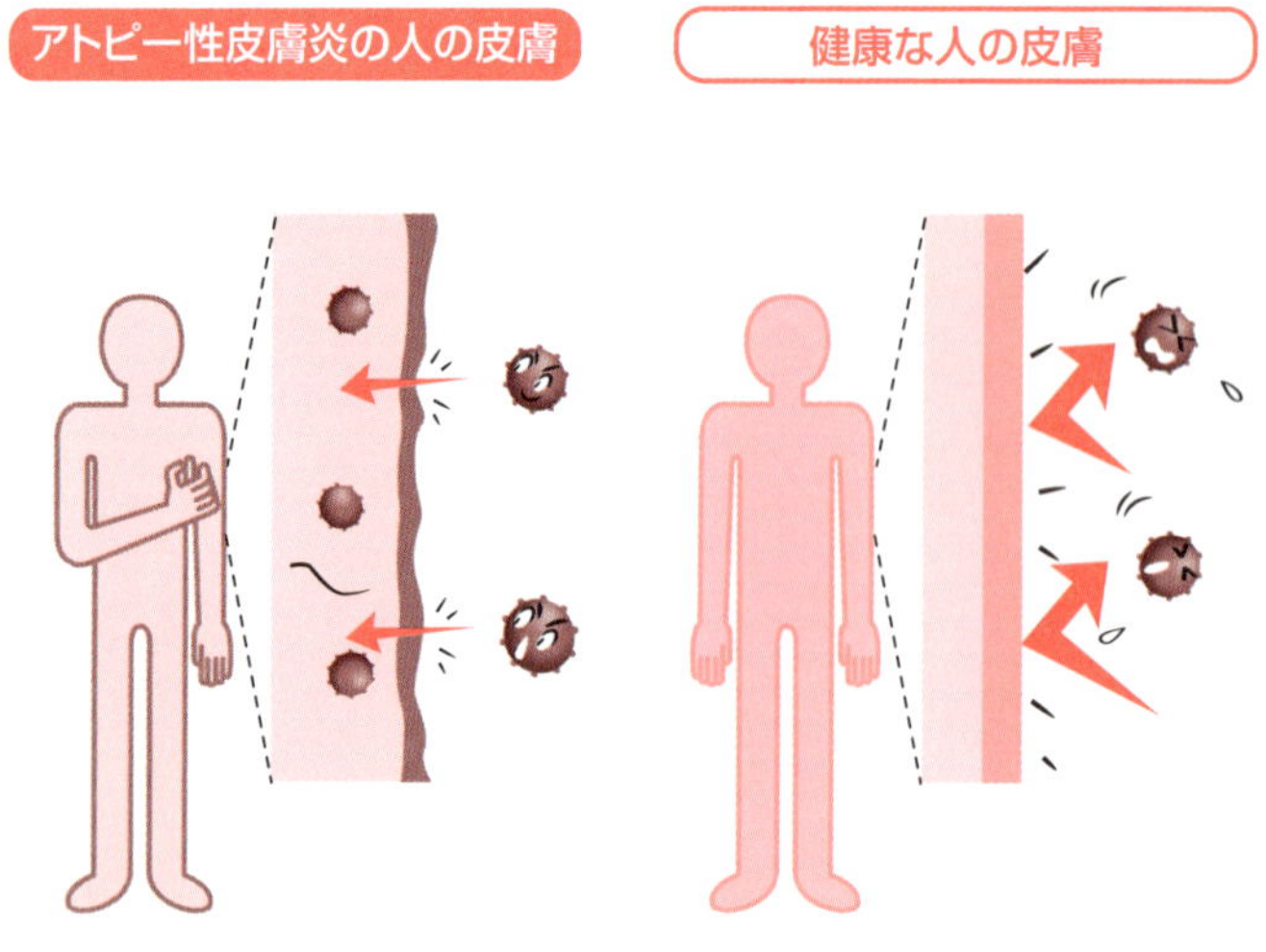

バリア機能が正常に働かない。
単純ヘルペスが侵入しやすい

バリア機能が働いているため、
単純ヘルペスは侵入しづらい

単純ヘルペスの検査と診断

◆専門医を受診すること

単純ヘルペスは、同じ場所にくり返し症状が出ます。皮膚科など専門医が診れば、判断しやすい病気ですが、初感染のときや、おできや帯状疱疹などと区別がつきにくいときは次のような検査が行われます。

●問診

医師から患者さんに、水ぶくれや赤い発疹・ただれが、いつごろからどのように広がったか、痛みやかゆみはあるかなどの症状について問いかけます。

また、患者さん自身に感染機会の心当たりがあるかなども問いかけます。

●視診

医師が水ぶくれや発疹の形状、大きさなど、患部が単純ヘルペスの特徴を持った状態になっているかを診ます。

ヘルペスの専門医であれば、再発については、ここまでの問診と視診で、診断が容易にできます。

●顕微鏡検査

発疹が出ている一部を切り取って、細胞の中に、ウイルスの感染による異常な細胞（ウイルス性巨細胞）がいないかを顕微鏡で観察します。

●血液検査（抗体検査）

血液を採取して、その血液中にウイルスの抗原や核酸があるかを調べます。また、ウイルスが1型か2型かを調べることができる検査もあります。

このように医療機関では、確定診断をするうえで、さまざまな検査が用いられます。しかし、注意が必要なのが、皮膚科をはじめ、ヘルペスの専門医を受診するということです。実際、口角炎や固定薬疹を口唇ヘルペスと誤診されたケースもあります。

アメリカの調査では、単純ヘルペスウイルス2型による性器ヘルペスを患っている患者さんのうち、「自分が単純ヘルペスだ」という自覚があった人は20％、「よくわからないが、お尻にいつも発疹やただれがある」という人が60％、残りの人は自覚症状がなく、無症状という結果が出ています。

患者さんが病気に対しての訴えが弱かったり、医師が専門医でなかったり、精度の低い抗体検査をすれば、単純ヘルペスを見逃してしまうこともあります。

また、単純ヘルペスの初感染の場合、ウイルスが感染しているかを調べるための抗体検査は、保険がきかない場合があり、診断に必要な検査を遠慮してしまう人もいます。

自分の体の変化に気づいたら、専門医を受診して、しっかりした診断を仰ぐことが大切です。

●HSVと間違えやすい皮膚疾患●

※HSV=単純ヘルペスウイルス

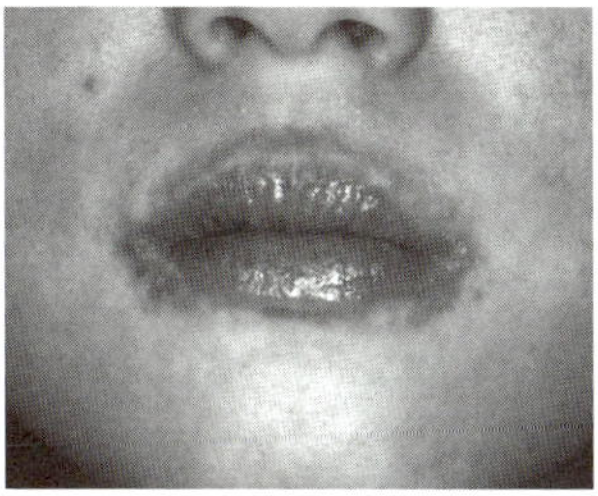

接触性皮膚炎

マンゴーなどウルシ科の植物との接触で発生するマンゴー皮膚炎との鑑別が必要

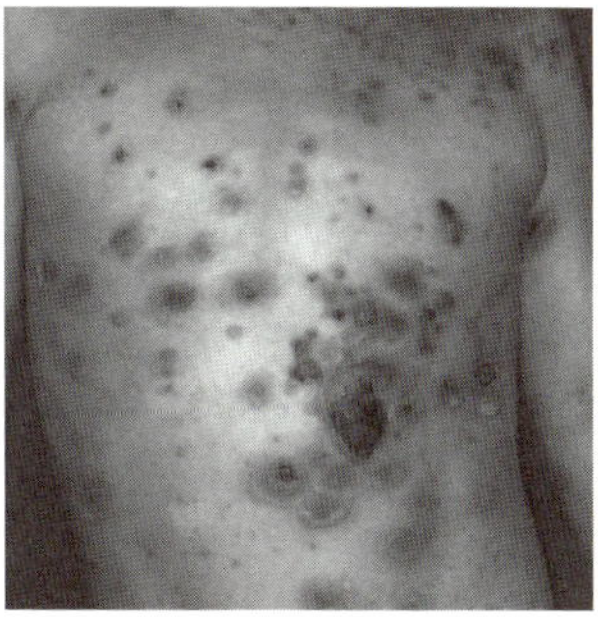

伝染性膿痂疹《のうかしん》

カポジ水痘様発疹症との鑑別が必要

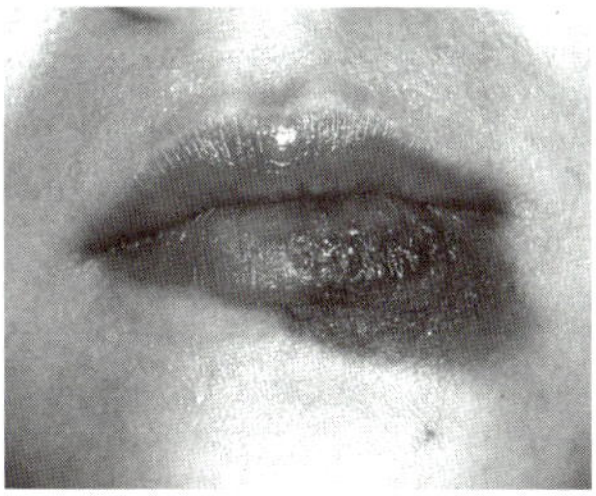

固定薬疹

鎮痛剤服用による薬疹例。生理痛のため服用し、月に1回くり返していた

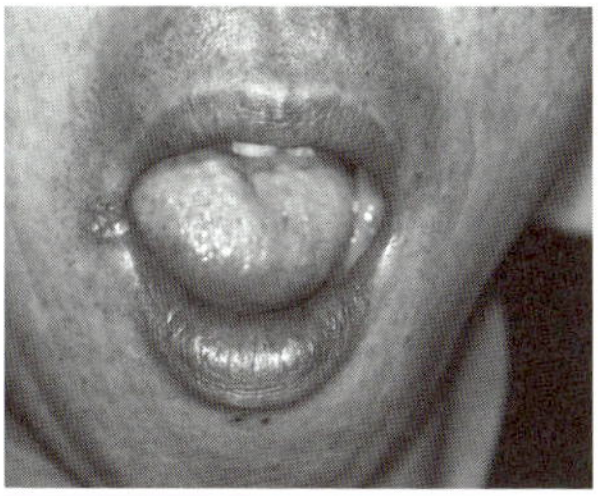

梅毒性口角炎(第二期梅毒)

口角炎はヘルペス性、細菌性、真菌性があり、鑑別が必要

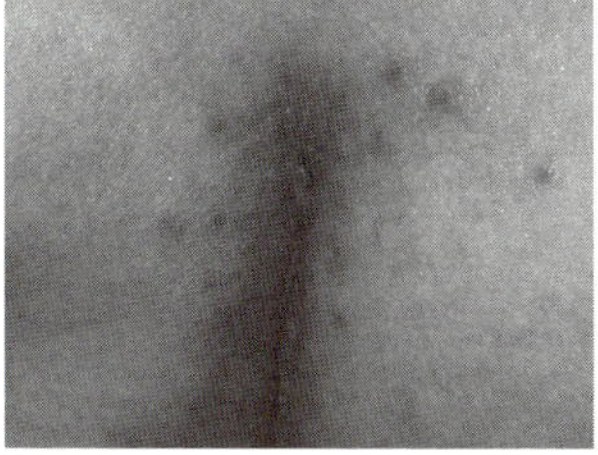

皮膚カンジダ症

臀部ヘルペス、毛包炎との鑑別が必要

単純ヘルペスの治療―抗ウイルス薬―

◆内服薬で、細胞内のウイルス増殖を抑える

単純ヘルペスの治療の基本も、帯状疱疹と同様に抗ウイルス薬となります。

抗ウイルス薬には内服薬や外用薬、点滴薬などがあり、それぞれ患者さんの治療方針によって、使い分けられます。

軽症者には、抗ウイルス薬の外用薬（軟こう）で対応できる場合も多くあります。外用薬には発症している患部が、それ以上広がることを防ぐ効果があり、再発が頻繁でない口唇ヘルペスなどは、外用薬で十分な場合も少なくありません。しかし、症状が軽症とはいえ、外用薬では体内の神経細胞で増殖しているウイルスを抑えることはできません。

体内で増殖を続ける単純ヘルペスを根本的に抑えるには、内服薬が効果的です。特に初感染の場合や症状が広がっている場合は、内服薬を処方する専門医が多く見られます。

重症や、エイズなど免疫不全の人の場合は、入院して抗ウイルス薬の点滴静注で治療します。患部への二次感染を防ぐために、抗生物質

を服用、あるいは軟こうなど外用薬を使用することもあります。また、強い痛みが出る場合は、鎮痛剤を用います。

なお、口唇ヘルペスに限り、外用の抗ウイルス薬が市販されるようになりましたが、抗ウイルス薬の使用に当たっては、基本的に医師に処方してもらい、使用法のアドバイスを受ける必要があります。これは、抗ウイルス薬を患者さんが自己判断で使うと、中途半端な服用が増え、薬剤耐性（薬が効きにくくなる）を持ったウイルスが現れる可能性があるからです。

また、抗ウイルス薬は、効果が現れるまでに2日ほどかかったり、薬を飲み終える前に症状が治まったように見えることがありますが、自己判断でやめずに、医師の指示を守ってきちんと服用することが大切です。

Column

抗ウイルス薬を飲み続けると、なぜ再発しにくくなるのか？

ヘルペスウイルスは、神経節（神経細胞）中にじっと潜んでいます。症状が出てから抗ウイルス薬を飲んでも、症状は治まるものの、ウイルスは再び神経節の中にもぐり込み、再活性するチャンスをうかがいます。それどころか、再発によって増えたウイルスが新たな神経細胞にもぐり込んでしまいます。

これに対して、毎日定容量の抗ウイルス薬を飲んで再発を防いでいると、新しい部分にウイルスが潜伏するチャンスが生まれません。さらに、ある種の神経細胞には寿命があるため、感染したウイルスごと神経細胞が死滅すると、ウイルスの総量が減っていきます。つまり再発しにくくなるのです。

● 抗ウイルス薬の種類と特徴

薬品名（代表的な商品名）	形態	適用	特徴	主な副作用
アシクロビル（ゾビラックス）	顆粒、錠剤、軟こう、眼科用軟こう、点滴	帯状疱疹、水ぼうそう、単純ヘルペス	ウイルスのＤＮＡに作用して、その複製を阻害する。内服薬では吸収率が低いため、１日５回服用する必要あり。	急性腎不全、意識障害、肝障害、アレルギー。副作用は比較的少ない。服用で吐き気などの胃腸症状が出ることがある。ただし、腎臓病の人などは服用に注意が必要。
塩酸バラシクロビル（バルトレックス）	顆粒、錠剤	帯状疱疹、水ぼうそう、単純ヘルペス	アシクロビル系の抗ウイルス薬だが、アシクロビルより吸収効率がよく、１日２～３回の服用でよい。	同上
ビダラビン	外用剤（軟こう）、点滴	帯状疱疹、単純ヘルペス	ヘルペスウイルスの増殖を抑える。早期の使用ほど効果が高くなるので、発症から５日以内の使用開始が望ましい。	外用剤：皮膚の刺激感、かゆみ、発赤など。 点滴：悪心、嘔気、嘔吐、食欲不振、錯乱、幻覚、発疹
ファムシクロビル（ファムビルR）	錠剤	帯状疱疹、単純ヘルペス	ヘルペスウイルスの増殖を抑える。	副作用は少ない。腎臓病の人は服用に注意が必要。
ヘリカーゼプライマーゼインヒビター（ASP1235）	錠剤	帯状疱疹、単純ヘルペス	同上	未承認

※ゾビラックス、バルトレックスのアシクロビル製剤は、ウイルスだけに作用する比較的安全な薬ですが、特定の薬との飲み合わせでは、作用を増強するなどして副作用が出やすくなるため、注意が必要です。

● アシクロビル剤との併用に注意が必要なおもな薬

薬品名（代表的な商品名）	種類
プロベネシド（ベネシッド）	痛風治療薬
シメチジン（タガメット）	胃薬
モフェチル（セルセプト）	免疫抑制剤
テオフィリン（テオドール）	喘息の薬

発症部位別、治療のポイント

前項では、単純ヘルペスの症状や進行度から見た治療法を説明しました。ここからは、単純ヘルペスの発症部位別に行われる治療を見ていきましょう。

◆口唇ヘルペス

口唇ヘルペスは、唇のまわりに水ぶくれができる単純ヘルペス。口唇は単純ヘルペスのなかでも、最も発症数が多い部位です。

治療は医師の診断を受け、アシクロビルや塩酸バラシクロビル、ファムシクロビルなどの抗ウイルス薬の内服と、アシクロビルなどの外用抗ウイルス薬を症状が出ている患部に塗ります。

患部を「清潔にする」「湿った状態にしておかない」「こすらない」などの状態に保つことが、治癒を早めます。

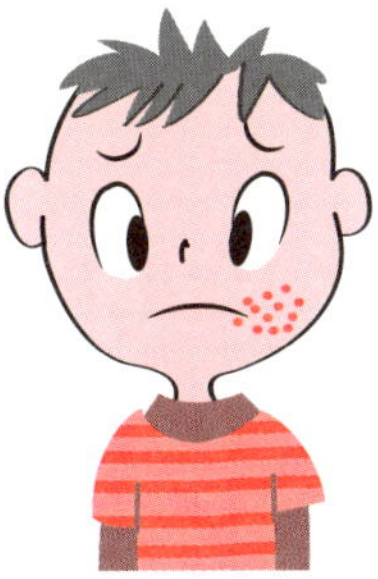

◆ヘルペス性歯肉口内炎

ヘルペス性歯肉口内炎は、俗に「歯肉ヘルペス」といわれる病気です。子どもに多く発症し、舌や歯肉、喉などが赤く腫れ、痛みや熱をともないます。炎症がひどいと、食事をとるのも苦痛になります。小児科や皮膚科を受診します。

治療は抗ウイルス薬の服用が基本です。炎症がひどい場合、歯ブラシによるブラッシングが不可能になることもあります。患部を清潔に保つことが大切なので、炎症が引くまでは〝うがい薬〟などを使いましょう。

◆角膜ヘルペス

角膜ヘルペスは角膜の上皮層でウイルスが増殖して引き起こされます。

眼が「ゴロゴロする」「涙が出る」「まぶしい」「物が見えにくい」などの症状とともに、軽い痛みを感じることもあります。

治療は眼病用のアシクロビルの点眼薬を1日5回投与します。最長3週間を原則とします。

また、一度角膜ヘルペスにかかった人は、定期的に眼科医で検査を行い、再発しないようにする必要があります。何度も再発をくり返していると、炎症が角膜の実質層で起きる「実質型角膜ヘルペス」に移行してしまう恐れがあるためです。

実質型角膜ヘルペスの症状は、次第に角膜が濁るため、物がかすんだり、視力低下や失明に至る恐れもあります。先進国での失明の原因として、糖尿病に並ぶ高さの深刻な疾病です。実質型角膜ヘルペスの治療には、抗ウイルス薬の治療とともに、ステロイドの点眼薬などで炎症を抑えます。

● 角膜の構造

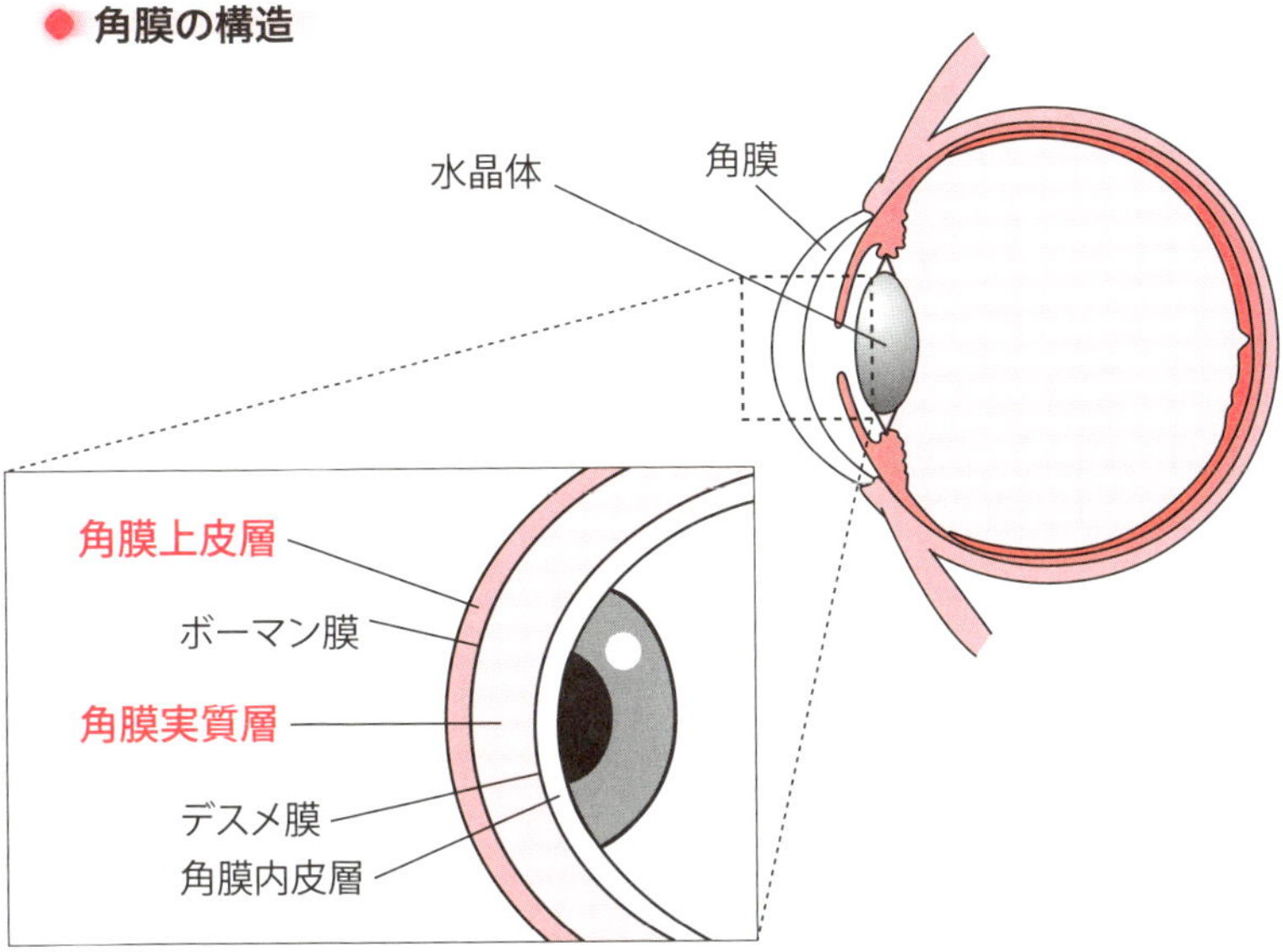

◆性器ヘルペス

性器ヘルペスは、性器やその周辺、お尻、肛門周辺などに水ぶくれ等が発症します。再発しやすく、かゆみなどの不快感や、排尿や排便のたびに痛みなどに悩まされます。治療は、ほかの単純ヘルペスと同様に、抗ウイルス薬の服用を基本に進められていきます。

まずは炎症を悪化させないために、患部や外陰部を清潔に保ちます。皮膚のバリアを壊さないよう、石けんは低刺激のものを選び、泡で洗うようにします。デリケートな部分の疾患だけに、受診をためらったり、パートナーに相談できずに悩む人も多いのですが、疑わしい症状があれば、すぐに専門医を受診しましょう。早期受診が再発防止、感染防止につながります。

薬で再発を予防する

◆再発予防には、抗ウイルス薬も

再発をくり返す人は、自分がどういうときに単純ヘルペスを再発しやすいのかを自覚して防ぐようにしましょう。

仕事の疲労が原因で発症するなら勤務体制を変えてみたり、強い紫外線で発症するなら外出時に帽子や衣服で紫外線対策をとるようにしましょう。また、月経周期で再発するなら、生理の1週間前は睡眠を多めにとるなどの工夫をしましょう。

頻繁に再発をくり返す場合は、予防的に抗ウイルス薬を服用します。

服用方法は、毎日1回または2回、抗ウイルス薬を飲むだけです。

これは、再活性化し神経節から神経に広がろうとするウイルスを毎日低容量の抗ウイルス薬を服用することで抑え込み、再発を防きます。低容量とはいえ、再発予防には十分な効果があります。

いったん、再発を許してしまえば、治療により、たとえ患部が治癒したとしても、そのときに増殖した単純ヘルペスウイルスは、神経節に逃げ込んだだけです。

結果、以前よりも多くの単純ヘルペスウイルスが、神経節の中から、再発の機会をうかがうこととなります。患部の症状が平静に戻っても、より再発しやすい体になってしまっているのです。

◆ほかの人へ感染させないためにも

単純ヘルペスは、口唇ヘルペスなどの1型ウイルスで年2回ぐらい、疲労したときなどに再発します。

性器ヘルペスなどの2型ウイルスは、平均で年9・3回の再発が認められています。2型ヘルペスを保有する人は、特に抗ヘルペス薬を使った予防が大切です。


性器ヘルペスの場合は、再発していても症状の出ない無症候性の人や、症状を自覚していない人が多く見かけられます。ヘルペスの再発症状が出ていないから大丈夫だと誤解して、なんの予防措置もとらずに、性交為などをしてしまうと、ほかの人を感染させてしまう可能性が高くなります。

予防のための抗ウイルス薬の服用は、治療用のものより低容量になりますし、長期にわたって服用しても安全なことが確かめられています。

抗ウイルス薬で再発予防をするのは、ほかの人を感染させてしまわないためにも大切なことです。

帯状疱疹・単純ヘルペス治療中のセルフケア

帯状疱疹・単純ヘルペスの治療をしている間の日常生活の中で、注意すべきことを説明します。

◆患部は常に、清潔に

まずは体、特に患部は常に清潔を保ちましょう。入浴は炎症が起きていれば湯船は避け、シャワーで洗い流します。患部は敏感になっているので、石けんの泡でやさしく洗いましょう。ただし、症状が激しいときには、事前に医師に相談をしてから入浴するようにします。

帯状疱疹の場合、入浴することで血行を促進して痛みの物質を流したり、新陳代謝を高めたりできるので、治療の補助につながります。炎症が治まって医師のＯＫが出れば、湯船に入ってかまいません。

◆自己判断が治癒を遅らせる

自己判断で、患部に「○○によい！」といわれるクリームなどを塗ったり、常用している保湿剤などを使ったりする人がいます。

しかし、帯状疱疹や単純ヘルペスの治療中

は、医師が処方した薬以外のものは、かえって症状を悪化させる恐れがあります。

また、痛みや炎症が少し弱まったからといって、医師に処方してもらった薬を服用する回数を減らしたり、やめたりすると、ウイルスの活動が再び活発になってしまいます。完全にウイルスを抑え込むことができたかの判断は医師から受けてください。

◆仕事は体調と相談しながら

帯状疱疹・単純ヘルペスの治療では、基本的に仕事は普段と変わりなく続けられます。

ただし、帯状疱疹も単純ヘルペスも、過労や精神的ストレスがきっかけとなって発症することの多い病気です。仕事を休んだり、セーブしたりすることが、症状を回復させるために必要なこともあります。特に症状がひどいときには、無理せず休むことが治療期間の短縮につながります。

◆お酒は控えましょう！

アルコールは血管を拡張させ、炎症反応を激しくしてしまうので、お酒は控えるようにしましょう。

また、アルコールは肝臓で代謝・分解される必要があります。これは意外に体力を使い、疲労のもととなり、帯状疱疹や単純ヘルペス発症のきっかけとなります。

◆病気を機会に自分を見直す

帯状疱疹も単純ヘルペスも、免疫力がウイルスを抑制できなくなったときに発症する病気です。つまり、これらが発症するときには、自分の体に何らかの疲れや不調があると考えるべきなのです。

帯状疱疹にかかったり、単純ヘルペスの再発をくり返すなら、今の生活スタイルに何か無理があるのだと考えて、見直してみることをお勧めします。

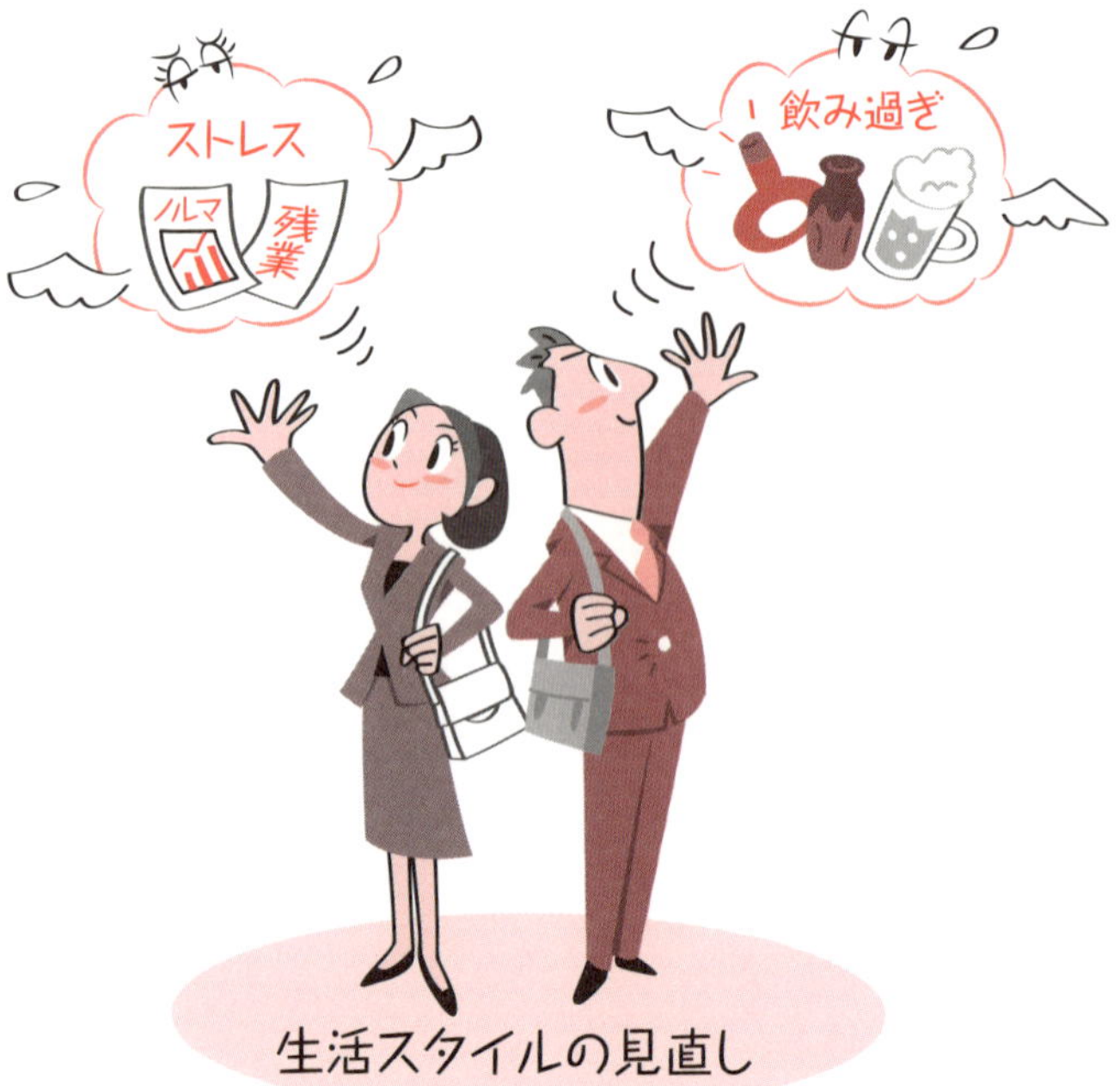

本文用語解説 索引

著者略歴

本田 まりこ（ほんだ・まりこ）

1973年　東京女子医科大学医学部卒業、東京慈恵会医科大学皮膚科入局
2003年　東京慈恵会医科大学皮膚科助教授
2006年　東京慈恵会医科大学大学院教授
2006年　東京慈恵会医科大学附属青戸病院皮膚科教授
2010年　日本ウイルス学会ICD認定委員
2012年　東京慈恵会医科大学葛飾医療センター皮膚科診療部長（病院名変更に伴う）
2014年　まりこの皮フ科　開院

日本研究皮膚科学会評議員。性の健康医学財団評議員。日本性感染症学会理事。日本化学療法学会評議員。日本皮膚科学会代議員。他

※まりこの皮フ科　〒230-0062
横浜市鶴見区豊岡町3-28　鶴見コーリンビル5F
http://marikono.byoinnavi.jp/

新版 帯状疱疹・単純ヘルペスがわかる本

平成26年9月25日　第1刷発行
平成28年3月10日　第2刷発行

著　　者　本田まりこ
発 行 者　東島俊一
発 行 所　株式会社 法 研

〒104-8104　東京都中央区銀座1-10-1
販売03(3562)7671／編集03(3562)7674
http://www.sociohealth.co.jp
印刷・製本　研友社印刷株式会社

0123

ISBN 978-4-86513-006-5　定価はカバーに表示してあります。
乱丁本・落丁本は小社出版事業課あてにお送りください。
送料小社負担にてお取り替えいたします。